DE

L'URÉTHROTOMIE EXTERNE

LES INDICATIONS

ET LES SOINS POST-OPÉRATOIRES

Le Dr Charles VIEU

ANCIEN AIDE DE PHYSIOLOGIE A LA FACULTÉ DE MONTPELLIER

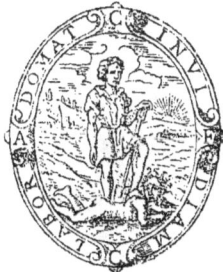

MONTPELLIER

CAMILLE COULET, LIBRAIRE-ÉDITEUR

LIBRAIRE DE L'UNIVERSITÉ
GRAND'RUE, 5.

PARIS

G. MASSON, ÉDITEUR

LIBRAIRIE DE L'ACADÉMIE DE MÉDECINE.
120, Boulevard Saint-Germain, 120

1891

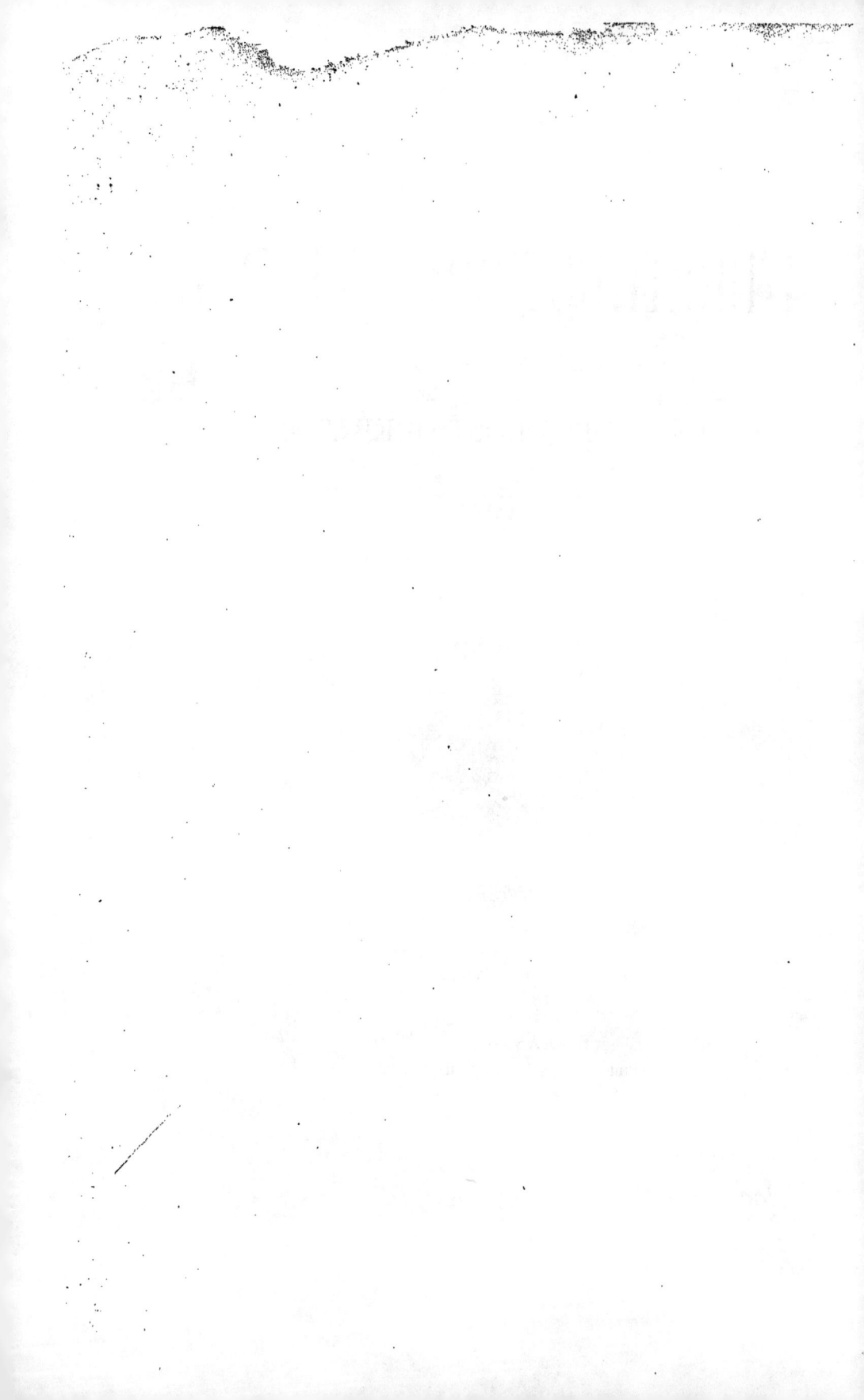

DE

L'URÉTHROTOMIE EXTERNE

LES INDICATIONS

ET LES SOINS POST-OPÉRATOIRES

PAR

Le Dr Charles VIEU

ANCIEN AIDE DE PHYSIOLOGIE A LA FACULTÉ DE MONTPELLIER

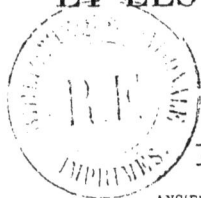

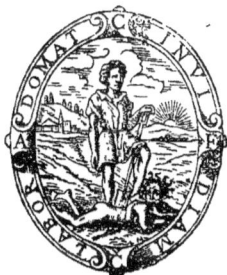

MONTPELLIER

CAMILLE COULET, LIBRAIRE-ÉDITEUR

LIBRAIRE DE LA BIBLIOTHÈQUE UNIVERSITAIRE, DE L'ÉCOLE NATIONALE
D'AGRICULTURE ET DE L'ACADÉMIE DES SCIENCES ET LETTRES,
GRAND'RUE, 5.

PARIS

GEORGES MASSON, LIBRAIRE-ÉDITEUR

LIBRAIRIE DE L'ACADÉMIE DE MÉDECINE.
120, Boulevard Saint-Germain (en face l'Ecole de Médecine)

1891

A LA MÉMOIRE DE MON PÈRE

Ton souvenir ne me quittera jamais !

A MA MÈRE BIEN AIMÉE

A LA MÉMOIRE DE MON FRÈRE

A MES ONCLES ET A MES TANTES

A MES COUSINS ET COUSINES

CH. VIEU.

INTRODUCTION

M. le professeur Tédenat ayant bien voulu nous accepter pour
recueillir les observations dans son service de chirurgie, nous
avons eu l'occasion pendant près de deux ans de suivre plusieurs
malades chez lesquels l'uréthrotomie externe a été pratiquée.
M. Tédenat ayant attiré notre attention sur certains points
spéciaux de ces observations, soit dans des entretiens particu-
liers, soit dans des conférences cliniques au lit du malade, il
nous a paru utile de les mettre en lumière ; de là, l'idée de ce
travail sur l'uréthrotomie externe.

Les recherches bibliographiques et historiques que nous avons
dû faire pour acquérir des notions sur le sujet de notre Thèse
nous ont laissé une impression assez pénible ; il n'est pas, en
effet, de chapitre de thérapeutique chirurgicale qui ait été soumis à plus de fluctuations et de remaniements que celui qui a
trait à la cure des rétrécissements de l'urèthre ; même aujourd'hui,
l'accord est loin d'être parfait ; prenez les bulletins de la Société
de Chirurgie, lisez les discussions qui se rapportent aux traitements des rétrécissements de l'urèthre, et vous serez pleinement
édifié [1]. Supposons-nous en présence d'un rétrécissement quelque peu difficile à franchir, étroit, dur, nous verrons les opinions les plus diverses se faire jour, quand il s'agira de traiter
l'affection ; ajoutons-y un ou deux trajets fistuleux au périnée, et
le chaos sera complet. Tel chirurgien dira : Je guérirai le malade

[1] Bull. de la Soc. de chirurg. de Paris (1886), pag. 367 et suiv.

par ma méthode de dilatation, un autre aura recours à l'incision interne, la divulsion paraîtra supérieure à un troisième, enfin un dernier, dans les cas de trajets fistuleux, aura recours à l'incision de l'urèthre par voie externe.

Ces lignes méritent d'être justifiées : A la Société de Chirurgie en 1886 n'avons nous pas entendu M. Le Fort s'écrier : « Je n'ai jamais pratiqué l'uréthrotomie interne ! » M. Desprès vient à la rescousse, et, comme lui, il pense que c'est une mauvaise opération ; on voit que l'école de Desault possède encore des adeptes fervents, et les paroles de Vidal de Cassis à la Société de Chirurgie en 1886 : « point d'uréthrotomie [1] », ne sont pas restées sans écho. S'élevant contre l'opinion de MM. Le Fort et Desprès, MM. Sée, Horteloup, Kirmisson, Terrier, Trélat, s'étonnent et sont surpris d'entendre dire que l'uréthrotomie interne est une mauvaise opération.

A la séance suivante, M. Tillaux, prenant absolument le contre-pied de l'opinion des adversaires de l'uréthrotomie, dit : « Vous avez entendu MM. Le Fort et Desprès déclarer qu'ils ne pratiquent « jamais » l'uréthrotomie interne, le professeur Ripoll (de Toulouse) m'écrit : « Depuis longtemps j'ai renoncé à perdre mon temps dans les essais par d'autres méthodes que l'uréthrotomie interne, je la pratique « toujours ».

C'est pendant ces mêmes discussions que Horteloup, Le Dentu, se montrent partisans de l'incision externe dans tous les cas où existent des trajets fistuleux.

En présence d'opinions si diverses émises par des chirurgiens si compétents, il nous semblait bien difficile de pouvoir faire œuvre utile en nous occupant de la question des coarctations

[1] *Id.*, 1856, pag. 44.

uréthrales ; cependant, après avoir lu les Thèses de Grégory, de Monod (Eugène), de Terrillon, de Phélip (de Lyon), nous avons résolu de joindre nos efforts à ceux qu'ils avaient déjà faits, pour poser d'une façon précise les indications de l'uréthrotomie externe et donner à cette opération le rang qu'elle doit occuper dans la thérapeutique des affections de l'urèthre.

Les travaux de Monod et de Phélip sont ceux qui nous ont paru les plus remarquables au point de vue que nous envisageons, c'est-à-dire les indications. Je ne conteste pas l'importance de l'œuvre de Grégory, cependant il nous semble que cet auteur fait fausse route ; dans son enthousiasme pour les services que l'on peut attendre de l'incision externe, il s'engage dans une voie dangereuse et fait trop bon marché de la section interne. Aussi, dès l'année suivante, Monod, qui est éclectique, s'efforce-t-il de montrer quels sont les cas qui paraissent relever de l'incision de dehors en dedans.

Avant même d'entreprendre ce travail, je tiens à déclarer hautement que, comme ce dernier, il faut accepter la dilatation, l'uréthrotomie interne et l'uréthrotomie externe. Ce sont là trois modes d'intervention différents répondant à des indications différentes ; l'important est de bien établir ces dernières. C'est ce que nous nous proposons de faire pour ce qui regarde l'uréthrotomie externe ; pour atteindre ce but nous aurons souvent recours aux Thèses de Monod et de Phélip, mais nous nous appuierons surtout sur les observations personnelles recueillies dans le service de M. Tédenat et sur celles de sa pratique antérieure à 1889, qu'il a bien voulu nous communiquer.

Quand on lit dans les auteurs ou dans les diverses publications des observations d'uréthrotomie externe, on est frappé du peu de détails qu'on y trouve sur les soins qui doivent suivre l'opération proprement dite. Il y a là, cependant, un point d'une haute importance dont tous les praticiens se préoccupent beaucoup ; mais, dans les observations, il est généralement relégué au second plan ; on le laisse dans l'ombre bien mal à propos, nous voulons parler de l'emploi de la sonde à demeure. Dans ce travail nous nous occuperons de ce point particulier avec beaucoup de soin, et ce ne sera certainement pas le côté le moins original de cette Thèse.

Personne n'ignore qu'actuellement certains chirurgiens autorisés laissent la sonde à demeure autant de temps qu'elle est bien supportée, pendant vingt, trente et même quarante jours : d'autres ne la conservent que pendant quatre ou cinq jours ; c'est ici la pratique suivie par M. Tédenat ; il y en a enfin qui n'en mettent pas du tout, M. Sée par exemple. De quel côté sont les avantages ? Il nous paraît que dans ce cas encore le vieil adage reste vrai : *In medio stat virtus*. Il faut mettre une sonde à demeure, mais on a tout intérêt à ne pas la laisser longtemps.

Nous ne nous occuperons qu'incidemment de la suture de l'urèthre et de la plaie périnéale, un de nos camarades et amis faisant de ce point particulier le sujet de sa Thèse inaugurale en même temps que nous.

Le plan de ce travail sera des plus simples, il comprendra trois chapitres.

Dans le premier, nous exposerons quelques considérations historiques, en nous efforçant de montrer par quelles péripéties a dû passer la section externe avant de prendre définitivement sa place dans la thérapeutique des coarctations de l'urèthre.

Le second chapitre traitera des diverses indications de l'uréthrotomie externe.

Dans le dernier, nous dirons quelques mots du manuel opératoire et étudierons surtout l'importance des soins consécutifs à l'opération.

Au moment de commencer ce travail, qu'il nous soit permis de remercier M. le professeur Tédenat, qui nous en a donné l'idée. Pendant ces deux dernières années, il a été pour nous plus qu'un Maître, un conseiller bienveillant et éclairé ; il n'a pas cessé de nous prodiguer ses bontés, et il y met le comble aujourd'hui en nous faisant l'honneur d'accepter la présidence de cette Thèse ; nous le prions de l'accepter comme un faible témoignage de notre sincère reconnaissance, qui durera toujours.

A la veille de quitter cette École, nous ne pouvons oublier l'accueil sympathique que nous avons toujours trouvé auprès de tous nos Maîtres. Nous remercions particulièrement M. le doyen Castan et M. le professeur Granel de la bienveillance qu'ils nous ont témoignée en diverses circonstances.

Ancien aide de physiologie, nous gardons un excellent souvenir de nos deux années de laboratoire ; que M. le professeur Lannegrace, ainsi que MM. les professeurs agrégés Bimar, Hédon et M. le Dr François, chef des travaux pratiques, soient assurés de notre gratitude.

DE

L'URÉTHROTOMIE EXTERNE

LES INDICATIONS

ET LES SOINS POST-OPÉRATOIRES

~~~~~~~~~~~~

CHAPITRE PREMIER

Considérations historiques.

———————

Si on donne le nom d'uréthrotomie externe au seul fait d'inciser l'urèthre de dehors en dedans, il faut remonter bien haut
dans l'histoire de la chirurgie pour retrouver l'origine de cette
opération, et on peut admettre alors, avec Verneuil, qu'au premier siècle de notre ère Celse la pratiquait ; mais cette simple
incision de l'urèthre a un nom particulier, c'est l'opération de la
boutonnière. A la dénomination d'uréthrotomie externe s'attache
une autre idée : celle de la section de l'urèthre rétréci, pratiquée
dans le but de guérir ce rétrécissement. Ainsi comprise, on ne
retrouve des traces de cette opération que vers le milieu du
XVIe siècle.

Jusqu'à la Thèse de Grégory [1], les notions historiques empruntées aux travaux de Verneuil, Voillemier, Sir H. Thompson,

[1] Grégory ; De la méthode sanglante dans les rétrécissements de l'urèthre.
Paris, 1879, n° 205.

Tillaux, faisaient loi ; avec eux, on acceptait que Edward Molins, en 1652, avait le premier appliqué l'incision de l'urèthre à la cure des rétrécissements de ce canal. Après de laborieuses recherches, Grégory recule d'un siècle la date de l'apparition de l'uréthrotomie externe, il en attribue l'invention à des chirurgiers italiens, Jérôme Cardano, professeur de médecine à Padoue en 1540 et Durante Scacchi, qui vivait vers la même époque. Monod[1], un an après le travail de Grégory, n'accepte qu'imparfaitement l'opinion de son prédécesseur. Il dit que les textes qui permettraient de trancher la question de priorité sont trop concis, trop pauvres en détails ; mais cet auteur ne paraît pas les avoir trop approfondis, et son jugement ne doit pas rester sans appel. En 1886, Phélip[2], dans sa Thèse, cite dans une simple note, au bas de la page, les résultats des recherches de Grégory, sans y attacher la moindre importance. En présence de cette indifférence, j'ai repris les textes latins et les ai soigneusement étudiés ; j'y ai puisé la conviction intime que, si on ne peut pas attribuer la paternité de l'uréthrotomie externe à Cardano, il serait bien difficile de la refuser à Durante Scacchi.

Voici la traduction des idées exposées en 1540 par Cardano : «Si aucun moyen ne se montre efficace contre l'ischurie, lorsqu'elle ne dépend pas d'une cause siégeant au-dessus de la vessie, il est d'usage d'agiter la question de savoir s'il faut faire le cathétérisme forcé ou une section à l'endroit de la taille, ou poser un médicament escharotique pour obtenir une perforation ; en effet, dans les cas désespérés, il vaut toujours mieux tenter une opération même incertaine pourvu toutefois qu'elle permette un peu d'espoir. Mais le cathétérisme forcé est douloureux et détermine souvent des phlegmons ; le caustique n'agit pas avec la rapidité

---

[1] Monod (Eugène) ; Étude clinique sur les indications de l'uréthrotomie externe. Paris, thèse 1880.

[2] Phélip ; De l'uréthrotomie externe sans conducteur. Lyon, avril 1886.

qu'exige la situation, la section est incertaine, mais pour un rétrécissement calleux elle est plus expéditive [1].

En consultant la Thèse de Grégory (pag. 16), on trouvera le
texte latin, et on pourra remarquer qu'en un point ma traduction diffère de la sienne ; il en sera de même de mon interpréta-
tion. D'après lui, l'auteur indiquerait une incision suivie de l'application d'un caustique médicamenteux : « on doit appliquer un
médicament escharotique *après l'incision faite* ». Cette dernière
partie de la phrase est une mauvaise traduction des mots *inde
locus perforandus*. Si on acceptait cette version, on serait en
présence d'une sorte d'uréthrotomie externe en deux temps :
incision périnéale et destruction de l'urèthre par le caustique.
Telle n'était pas la pensée de l'auteur, qui en somme indique trois
méthodes, dont il fait ensuite la critique ; il rejette le cathétérisme
forcé, trouve que le caustique appliqué sur le point induré n'agit
pas assez rapidement et accepte la section qui est plus rapide,
mais elle se fait là *ubi lapis extrahi solet* ; rien n'indique
qu'elle porte sur le point rétréci, tout fait croire au contraire que
Cardano ne pense qu'à l'opération de la boutonnière. Si on peut
trouver dans ses expressions quelque chose rappelant l'uréthrotomie externe, ce n'est tout au plus que lorsqu'il indique l'application du caustique au point induré, dont le rôle serait de détruire
les tissus superficiels, puis l'urèthre au point induré. On voit dès
lors combien nous serions éloigné de l'opération actuelle.

Il faut se rallier à Grégory quand il nous montre Durante indi-
quant sa méthode : « On pousse un cathéter par le canal urinaire
jusqu'à la caroncule, et au point où l'on sent une résistance cal-
leuse, une dureté ou une caroncule, on pratique une incision
au-dessous, sur la partie inférieure, avec un couteau rougi ou non,
jusqu'à ce qu'on mette à découvert la caroncule qu'on devra extir-

[1] Hieronymi Cardani opera, tom. VIII, pag. 564. Communication sur l'apho-
risme 43 d'Hippocrate. Lugduni, 1663.

per complètement avec le fer rouge »; et plus loin : «jusqu'à la guérison complète on passe dans le canal une bougie préparée ou une sonde de plomb[1]»

N'est-ce pas là le manuel opératoire, du moins dans ses grandes lignes, de l'opération de Sédillot? Et ne pouvons-nous pas,en reprenant notre définition du début, dire que le procédé de Durante a pour but d'agir sur le rétrécissement et d'obtenir sa guérison? Cela est indéniable, et il faut reconnaître à ce chirurgien italien l'honneur d'avoir le premier décrit et pratiqué l'uréthrotomie externe.

La méthode de Durante, approuvée et conseillée par son compatriote Marc-Antoine Séverin, paraît n'avoir été employée qu'exceptionnellement, car la dilatation forcée, les caustiques et les divers modèles de sonde destinés à attaquer le rétrécissement par la voie interne se partagent la faveur des chirurgiens. Ce n'est qu'un siècle plus tard, en 1652, qu'on retrouve une nouvelle observation d'uréthrotomie de dehors en dedans; elle appartient à Edward Molins, chirurgien anglais. Son malade, auquel il avait déjà dû faire la ponction de la vessie et la boutonnière pour assurer l'écoulement de l'urine, très peu satisfait de ce nouveau mode de miction, réclama avec instance une nouvelle opération. Richard Wiseman, qui y assista, rapporte tout au long cette observation [2]. Le malade fut placé comme pour la taille, l'urèthre tout entier fut fendu de dehors en dedans, puis avec des aiguilles et du fil il cousit la peau par-dessus l'urèthre; au bout de quelques jours, le malade était guéri, mais un trajet fistuleux persistait. Ces quelques lignes démontrent que la question de la suture de la plaie périnéale, si agitée aujourd'hui, n'est pas précisément nouvelle; elle paraît même avoir joui jadis d'une certaine vogue si on en juge d'après ce qui va suivre.

[1] Durante Scacchio, 1596. Urbini, caput VIII, pag. 180. De caruncula in collo vesico genita.

[2] In Chirurgical treatises. London, 1734, 6e édit , VII, pag. 425.

Il faut passer en Hollande pour retrouver, vingt-huit ans après, une nouvelle observation. Jean de Solingen donnait ses soins à un matelot nommé Albert H..., porteur de rétrécissements péniens multiples, « l'urèthre était presque entièrement rempli de callo-sités et d'excroissances de mauvaise nature ». Le pénis fut divisé dans toute son étendue, le gland excepté, et on fit ensuite la suture de plusieurs endroits de la verge, à l'aide de petites a'guilles d'argent, telles que celles dont on se sert pour suturer les becs-de-lièvre[1].

Devons-nous croire que ces quelques faits isolés, connus de nous, représentent la totalité des uréthrotomies pratiquées depuis son apparition avec Durante? Je ne le pense pas ; cette opération a dû être pratiquée à diverses repr ses en Italie, car Jean de So-lingen nous dit[2] que c'est dans ce pays qu'il l'a apprise, et il reconnaît y avoir eu déjà recours à Livourne.

En France, les premières observations remontent à 1690. Colot, le plus fameux lithotomiste du temps, jeta un vif éclat sur cette opération, mais sa pratique diffère de celle des auteurs précé-dents ; elle ne répond pas d'une façon absolument exacte à l'uré-throtomie externe vraie. Ce chirurgien sectionnait l'urèthre en arrière de la partie rétrécie et procédait ensuite à la dilatation de la stricture d'arrière en avant. Voici ses expressions à propos d'un de ses malades : « Je lui fis une ouverture au périnée, mais sans règle et sans appui ; je trouvai avec un stylet le chemin de l'urèthre et celui du col de la vessie ; ce stylet m'en facilita l'entrée ; je *dilatai* l'étranglement[3] ». Colot fit un fréquent emploi de cette méthode, qui lui procura de brillants succès ; il guérit ainsi des malades mortellement atteints ; aussi, dans son enthou-siasme, conseille-t-il de recourir à l'incision périnéale non seule-ment dans les angusties du canal, mais aussi dans les cas où des

[1] Stalpart van der Wiel. Leyde, 1727, cité par Thompson, *loc. cit.*, pag. 257.
[2] Stalpart van der Wiel. Leyde, 1727, pag. 410.
[3] Fr. Colot; Traité de l'opération de la taille. Paris, 1727, 241.

calculs y sont arrêtés, et même quand il y a défaut de tonicité
des fibres musculaires de la vessie; mais ici nous retombons
dans l'opération de la boutonnière. Néanmoins, dans les cas simples, Colot préfère la dilatation et l'usage des bougies chargées
de remèdes doux et fondants; mais, quand l'opération est indiquée, il ne faut pas hésiter, « car souvent, pour avoir trop différé
ce secours, le mal fait tant de progrès qu'enfin la maladie devient
tout à fait incurable et sans ressource».

On peut dire que c'est avec Colot que s'ouvre le début d'une
brillante période pour la section périnéale. Palfin, qui l'a vu opérer à Paris, décrit et préconise son procédé à Gand [1]. Chez nous,
Tolet imite timidement sa conduite, mais J.-L. Petit et Le Dran
acceptent résolument les idées de Colot et pratiquent l'uréthrotomie de dehors en dedans. D'après Eugène Monod, l'opération de
Petit différerait *notablement* de la nôtre en ce que ce chirurgien
perforait la partie rétrécie avec un trocart. Qu'on en juge d'après
ces paroles : «Après avoir fait l'incision, je glissai dans la vessie
un trois-quarts cannelé qui nous permit de conduire le bistouri
assez avant pour couper entièrement la partie du canal qui était
rétrécie [2]». J'avoue que je ne vois pas là cette différence notable
d'avec l'opération actuelle, ce trois-quarts cannelé n'est pas destiné
à perforer, il glisse, il me paraît simplement représenter la sonde
cannelée qui aujourd'hui est si souvent mise en usage et sur
laquelle on incise. J.-L. Petit pratique donc l'uréthrotomie
véritable. Il faut même reconnaître que le premier il l'a pratiquée exactement comme on le fait aujourd'hui. En effet, Colot
incisait au-dessous du rétrécissement, qu'il dilatait ensuite d'arrière
en avant.

Le Dran vivait à la même époque que Petit, il imita la pratique
de ce célèbre chirurgien, et en maintes circonstances il eut à s'en

[1] Anat. chir. Palfin. Paris, 1734, tom. I, chap. XXII.

[2] J.-L. Petit ; Mémoires de l'Acad. royale de chirurgie. Paris, 1743, tom. I,
pag. 338.

louer, et plus particulièrement dans un cas très dangereux que Grégory rapporte tout au long (pag. 30) ; après avoir fait l'incision des tissus, le bout postérieur ne put être trouvé, et pour la première fois nous voyons signalé le procédé suivant très recommandé de nos jours, dans la recherche de l'orifice postérieur : « le lendemain, je mis le malade dans la même attitude (comme pour la taille) ; je le fis uriner, alors je vis sortir l'urine de plusieurs endroits », et il parvint à pénétrer la vessie.

Toujours dans le second tiers du xviiie siècle, Georges de La Faye se range du côté des uréthrotomistes, il repousse l'emploi des caustiques et des sondes tranchantes. Des autopsies lui ont démontré que ces moyens produisent des désordres sérieux, et après cela il s'étonne qu'on ose conserver une pratique aussi dangereuse ; précurseur de Syme, il est chaud partisan de l'uréthrotomie externe sur conducteur ; dans les rétrécissements infranchissables, il trouve que l'opération est très difficile. Pour lui, les indications se rapprochent beaucoup de celles que nous admettons aujourd'hui. C'est ainsi que, quand le périnée est le siège de trajets fistuleux et l'urèthre induré, avec des callosités, il a recours à l'uréthrotomie externe.

D'après ce qui précède, on voit clairement que l'incision externe a eu des représentants aussi nombreux qu'autorisés pendant une grande partie du xviiie siècle, environ de 1725 à 1780. Mais après les Colot, les Petit, les Le Dran, les de La Faye, son prestige s'évanouit ; même pendant la vie de ses partisans les plus ardents, elle eut de terribles assauts à supporter ; ses détracteurs étaient nombreux ; Jacques Daran (1748) et avec lui Astruc, le célèbre syphiligraphe, Goulard, accusent cette opération non seulement de ne pas guérir les rétrécissements, mais encore de les rendre plus étroits au bout de peu de temps. Élie Col de Vilars, professeur de chirurgie et doyen de la Faculté de Paris, n'admet que la dilatation, et, quand elle est impraticable, il demande à la ponction périnéale, à la boutonnière, de rétablir le cours des

2

urines. Vers la fin du siècle, quelques opérations ont encore été pratiquées, entre autres celle de Lassus, qui fut un véritable succès dans un cas d'indurations multiples, épaisses, avec des trajets fistuleux au périnée. Ces derniers et rares exemples désormais de sections périnéales n'empêcheront pas la méthode de succomber sous les attaques violentes dont elle va être l'objet. Avec Desault et son École, l'intervention sanglante appliquée à la cure des rétrécissements de l'urèthre est ruinée complètement ; pour cet auteur, l'uréthrotomie externe est une opération nuisible et dangereuse [1]. Et cependant, par quoi la remplace-t-il ? par la dilatation forcée, que du reste il regarde lui-même comme une opération dangereuse pouvant être pratiquée seulement par une main habile et expérimentée. Suivant la voie tracée par Desault, Chopart, Lisfranc, Laugier, Roux, luttèrent passionnément, et leur autorité puissante annihila toutes les autres volontés ; désormais on ne pensera que par eux, et leur doctrine sera seule écoutée pendant de longues années. Sabatier et Boyer essayèrent bien de défendre la méthode et de lui reconnaître quelques indications, mais ce furent des protestations timides et purement platoniques ; en vain l'illustre chirurgien de Montpellier, Delpech [2], éleva-t-il la voix pour défendre l'incision périnéale et montrer le succès qu'il lui devait dans un cas opéré par lui depuis plus de dix années. Toute tentative resta infructueuse, l'uréthrotomie externe était vaincue, et nous serons plus d'un demi-siècle avant de la voir reprendre en France une place quelque peu importante.

— Après avoir brillé d'un éclat si vif, l'oubli fut tel, dit Grégory, qu'un chirurgien de Cherbourg, Le Vannier, crut avoir inventé cette opération lorsqu'il y eut recours dans un cas de rétrécissement traumatique de l'urèthre.

[1] P.-J. Desault ; Œuvres chirurgic., édit. de Bichat, tom. III. Paris, 1803, pag. 245 et 330.

[2] Delpech ; Précis élémentaires des maladies réputées chirurgicales. Paris, 1816, pag. 567.

Que devenait cette opération en Angleterre, tandis qu'en France elle était à son apogée ? En 1765, John Hunter en est le seul représentant qui nous soit bien connu, encore le procédé qu'il emploie diffère-t-il considérablement de celui des chirurgiens français ; il consiste en une association de l'incision externe et de l'incision interne ; Thompson le décrit dans son *Traité des maladies des voies urinaires*. Hunter sectionnait l'urèthre en arrière de la coarctation, puis il introduisait une canule par la plaie et la poussait dans l'urèthre d'arrière en avant jusqu'à la rencontre du point rétréci, une seconde canule enfoncée par le méat de l'urèthre allait aussi jusqu'au rétrécissement, et, tandis qu'un aide rapprochait le plus possible les deux extrémités en regard l'une de l'autre, on introduisai par la canule supérieure un stylet pointu qui perforait la stricture et pénétrait dans la deuxième canule. On était bien éloigné dans ce pays des brillantes opérations des Petit et des Le Dran ; mais par une bizarrerie inexplicable, juste au moment où Desault bannit, en France, les interventions sanglantes de la thérapeutique uréthrale, cette pratique prend plus d'extension en Angleterre, et l'uréthrotomie externe y trouve d'ardents partisans.

En 1824, James Arnott, chirurgien de Middlesex, conseille et pratique l'uréthrotomie sans conducteur ; il n'emploie pas le procédé de Hunter, mais incisant largement les portions indurées et rétrécies, il place une sonde à demeure [1]. Six ans après, John Guthrie, dans ses cours professés au Collège royal des chirurgiens de la Grande-Bretagne, pose les indications de cette opération. En Amérique, vers la même époque, c'est une opération presque courante ; en 1816, Alexandre Stevens y a r cours ; peu de temps après, Jameson (de Baltimore) [2] en rapporte dix observations pratiquées dans l'espace de trois ans à peine, il n'eut pas un seul

[1] Obs. traduite dans les archives générales de médecine, tom. IV, 1re série, pag. 612. 1824.

[2] American medical recorder, Vol. VII, 1824.

cas de mort. David Rogers (de New-York), en laisse aussi 12 cas
qu'il publie dans le *Philadelphia medical and physical Journal*,
ce sont 12 succès. Hoffmann, Post, Watson et Buch s'y adressent
tour à tour et lui reconnaissent de grands avantages ; (on peut
lire dans Gouley [1] tout ce qui a trait à l'historique de l'uréthrotomie périnéale en Amérique).

En Allemagne, Chelius (de Heidelberg), Sœmmering (1824), se
montrent partisans de l'incision externe. On trouve dans la thèse
de Grégory tout ce qui a trait à la bibliographie relative à ces
auteurs. Ce travail est du reste le plus complet que nous ayons,
et nous lui avons fait de larges emprunts pour exposer nos vues
générales.

Vers 1851, une nouvelle période s'ouvre en France, Grégory
l'appelle «période de renaissance»; c'est qu'en effet depuis près
de soixante et dix années l'intervention sanglante était complètement bannie de la thérapeutique des coarctations uréthrales.
D'abord, Reybard (de Lyon) fit accepter la doctrine des grandes
incisions internes et montra sa supériorité incontestable sur les
simples scarifications, qui sont nuisibles. Quelques années avant
lui (1844), Syme en Angleterre s'était fait le champion ardent et
tenace de l'uréthrotomie sur conducteur. Ces deux chirurgiens
furent concurrents pour le prix Argenteuil qui fut attribué à
Reybard par l'Académie de Médecine ; Syme voulait que son
opération qui consiste à inciser l'urèthre de dehors en dedans soit
toujours possible, il la trouvait supérieure à celle de Reybard ;
bien que vaincu, et malgré le discrédit jeté sur son intervention,
il fit preuve d'une grande énergie, en usa fréquemment et enre-
gistra de nombreux succès. Pour lui, tous les rétrécissements sont
franchissables, pourvu que l'urine passe, ne serait-ce que goutte
à goutte [2]. Il pose les indications de son opération et en établit

---

[1] *In* Diseases of the urinary organs. New-York, 1873, pag. 120.

[2] James Syme ; On stricture of the urethra and fistula in perineo, 2e édict.
Edembourg, 1855, pag. 23.

d'une façon très nette le manuel opératoire : après la section du
rétrécissement il place une sonde à demeure qu'il laisse pendant
quarante-huit heures, mais jamais plus longtemps.

En France, on critique la conduite de Syme, et on suit les
traces de Reybard ; en Angleterre même, Syme est vivement
combattu, vilipendé ; on lit dans *The Lancet* du 3 septembre 1853 :
« L'opération de M. Syme est le plus grand opprobre de la chirurgie
contemporaine. Tout chirurgien qui détruit la vie d'un patient
en la pratiquant doit être regardé comme quelqu'un se riant de
la vie humaine ».

Cependant, à Paris, la réaction ne tarde pas à s'opérer contre
le procédé de Reybard, et Le Roy d'Etiolles [1], dans une lettre à
l'Académie de Médecine, dénonce un cas de mort survenue après
cette opération, par infiltration urineuse, dans le service de Blandin ;
il tient ce procédé comme dangereux. Au même moment, Sédillot
(de Strasbourg), montre les avantages de l'uréthrotomie sans conducteur dans le traitement des rétrécissements infranchissables, et,
dans un Mémoire à l'Académie de Médecine le 27 octobre 1852,
il combat les doctrines de Reybard, insiste sur les dangers d'infiltration urineuse, d'hémorrhagie, et préconise sa méthode.

A partir de ce jour, on peut dire que la victoire est gagnée, et
une place désormais assurée appartient à l'uréthrotomie périnéale.
C'est en vain, cette fois, qu'à la Société de Chirurgie, en 1856,
Vidal de Cassis rappellera les doctrines de Desault et s'écriera
« point d'uréthrotomie », la voix de ce chirurgien qui préférerait
encore l'opération de Syme à celle de Sédillot n'est pas écoutée,
et cette dernière l'emportera sur sa rivale. L'élan est donné et il
est suivi ; les opérations, les mémoires, les travaux, se multiplient,
citons ceux de Foucher, de Goyrand et de Bourguet (d'Aix),
tous partisans de la section sans conducteur. Bourguet ajoute
même quelques modifications consistant dans l'excision totale du

[1] Gazette des Hôpitaux, 11 novembre 1852.

rétrécissement et du tissu fibreux péri-uréthral, il donne à son
opération le nom d'uréthrotom'e collatérale [1]. La faveur paraît
appartenir, à ce moment, plutôt à la section périnéale qu'à l'incision de dedans en dehors, et le procédé de Sédillot compte aussi
beaucoup plus d'adhérents que le procédé de Syme. Depuis 1862,
Ollier (de Lyon) estime que l'uréthrotomie sans conducteur est une
excellente opération ; sa doctrine peut se résumer ainsi : L'opération de Syme ne peut pas remplacer l'uréthrotomie interne,
mais on ne doit pas s'attarder trop longtemps à s'efforcer de
passer une bougie pour pratiquer l'uréthrotomie sans conducteur;
il y a avantage à ne pas persister ; et si le cathétérisme est difficile,
il vaut mieux recourir à l'incision périnéale sans conducteur.

Il faut arriver à 1868 pour voir Bœckel, dans un Mémoire
publié à Strasbourg, reconnaître quelques indications à l'opération
du chirurgien d'Edimbourg. C'est aussi à lui qu'il convient d'attribuer le mérite d'avoir, l'un des premiers en France, indiqué
les avantages de l'uréthrotomie externe dans le traitement des
ruptures de l'urèthre.

Onze ans après, apparaît l'important travail de Grégory, dont
j'ai déjà parlé ; cet auteur voudrait que l'uréthrotomie externe
fût, dans tous les cas, préférée à la section interne ; c'était évidem-
ment trop demander, surtout quand on considère les services
déjà nombreux rendus par l'incision interne avec les instruments
de Maisonneuve entre les mains de Guyon et de beaucoup d'autres opérateurs, et celui d'Horteloup. Aussi, dès l'année qui
suivit la publication de ce travail, dans une thèse très remarquable, E. Monod s'efforce-t-il de poser nettement les indications
de la section externe, il fait voir en même temps que l'uréthrotomie pratiquée avec le maisonneuve est loin d'être passible de
tous les reproches que lui a prodigués Grégory. Enfin, il y a à
peine cinq ans, Phélip (de Lyon), dans sa Thèse sur l'uréthrotomie

[1] Bourguet (d'Aix) ; Bull. Société de Chirurgie, 1856.

externe sans conducteur, dans laquelle il expose les idées de son maître Ollier, envisage la question à un point de vue plus nouveau ; après avoir posé les indications de cette opération, il en montre les avantages, et, avec preuves à l'appui, il nous la présente comme capable de guérir radicalement, sans récidive, les rétrécissements de l'urèthre.

A l'étranger, aussi bien qu'en France, l'uréthrotomie externe sans conducteur est aujourd'hui regardée comme une opération utile, souvent absolument nécessaire ; cependant les mêmes indications ne sont pas acceptées dans tous les pays, et maints chirurgiens la rejettent même en principe ; c'est ainsi qu'en Angleterre, par un revirement d'opinion assez curieux, on a plus souvent recours au procédé de Syme ou à l'incision interne, et cela parce qu'on s'obstine, plus que chez nous, à franchir les strictures de l'urèthre. Pour Thompson [1], il n'y a pas de rétrécissements infranchissables, et il peut dire : « Je n'ai jamais eu l'occasion de pratiquer la section périnéale pour un rétrécissement infranchissable. » Aussi, cet opérateur a-t-il recours à l'uréthrotomie interne d'une façon exclusive, quand la dilatation est impuissante. Teevan, Harrison et bien d'autres le suivent dans cette voie, et ce dernier n'hésite pas à dire : *Where urine will scape, an instrument will enter* (où l'urine peut passer un instrument peut entrer). En revanche, Atkinson [2] (de Leeds), Thomas Bryant [3], chirurgien de Guy's Hospital, admettent des indications à la section de dehors en dedans. Quoi qu'il en soit, l'opération de Sédillot est en ce moment bien plus couramment employée en France qu'en Angleterre ; c'est absolument le contraire de ce qui existait pour ces deux pays dans les quarante premières années de ce siècle.

En Allemagne, en Suisse, en Italie, la section périnéale a ses

[1] Traité pratique des maladies des voies urinaires, pag. 503, 2ᵉ édit.

[2] British med. Journal, 16 mars 1878.

[3] Amanuel for the pratice of surgery, 3ᵉ édit. London, 1879, pag. 135.

partisans; mais, comme chez nos voisins d'outre-Manche, les indications se posent rarement. Pour Kœnig[1], l'uréthrotomie est une opération difficile, presque impraticable, et il pratique souvent la boutonnière en arrière du rétrécissement dans les cas où l'indication causale s'impose. Dittel (de Vienne) et Küster[2] (de Berlin) professent la même opinion ; eux aussi sont partisans de la ponction sus-pubienne ou de la boutonnière dans les cas de rétrécissements infranchissables avec rétention d'urine, les insuccès dans la recherche du bout postérieur paraissent être la cause du petit nombre d'opérations que l'on pratique chez les Allemands. Cependant Bardenheuer (de Cologne) regarde cette façon d'opérer comme excellente, malgré ses insuccès, qu'il attribue à l'insalubrité de son hôpital : « Je suis grand partisan de l'uréthrotomie externe, parce que je n'ai jamais observé après elle de suites graves pour l'existence, et que je tiens cette opération pour très bénigne tout en étant plus radicale que l'uréthrotomie interne, bien qu'on ne puisse nier que, même après la boutonnière, des récidives peuvent se produire. »

En Russie, Phélip nous montre Lindenbaüm[3] publiant quatre observations d'uréthrotomie externe en 1884 et concluant ainsi : « Il serait à souhaiter que l'opération qui nous intéresse, qui a perdu dans ces derniers temps de son insuffisance, puisse être entreprise dans les plus larges proportions. De cette façon seulement, on pourrait apprécier sûrement la valeur des divers traitements dirigés contre les rétrécissements infranchissables ».

Les Américains, toujours entreprenants et pratiques, sont certainement ceux qui pratiquent le plus souvent l'uréthrotomie externe. Nous avons vu que dans les premières années de ce siècle une pléiade de chirurgiens employaient l'incision périnéale;

[1] Kœnig ; Lehrbuck der Specieleen chirurgie für Aerzte und Studirende, pag. 484, Band. II.

[2] Küster ; Ein chirurgisches Triennium 1882.

[3] Lindenbaüm ; De l'uréthrotomie externe dans les rétrécissements infranchissables. Vratch, n° 45 pag. 759.

dans ce pays, nous ne retrouvons pas les fluctuations que nous avons pu constater en Europe ; la méthode s'y est implantée ; dès qu'elle y a été connue, elle y a été définitivement acceptée. Gouley (de New-York), Van Buren, Markoe, Gross (de Philadelphie), continuent les traditions de Stevens, Jameson, David Angers, Hoffmann, etc...; dans son livre sur l'uréthrotomie périnéale dans les cas de stricture de l'urèthre, Gouley rapporte 13 cas opérés sans conducteur ; avec Van Buren, il conseille d'avoir rapidement recours à l'uréthrotomie pour s'opposer aux complications multiples qui peuvent survenir.

A Montpellier, soit dans les services de MM. les professeurs Dubrueil et Tédenat, ou pendant les suppléances faites par MM. Forgue et Estor, professeurs agrégés, j'ai vu à diverses reprises ces Maîtres recourir à la dilatation, à l'incision externe ou à la section périnéale, suivant les indications ; c'est dire que dans cette Faculté il n'y a pas d'intransigeants, et, il faut bien le reconnaître, le plus grand nombre des chirurgiens français ont une règle de conduite analogue.

Après ce rapide aperçu historique, on voit par quelles fluctuations, par quelles faveurs et par quel discrédit l'uréthrotomie externe a dû passer avant d'être adoptée d'une façon définitive. Il faut en chercher la raison dans l'incertitude où l'on se trouvait pour poser les indications de cette intervention. Il est évident que pratiquer l'uréthrotomie périnéale sans motifs suffisants, c'est lui porter préjudice et favoriser en quelque sorte son bannissement de la thérapeutique des maladies de l'urèthre ; aussi, doit-on s'efforcer d'établir nettement quelles en sont les indications ; après cela, quand on aura montré les moyens de triompher des difficultés opératoires, et mis en lumière les avantages précieux de cette opération, il sera permis de croire qu'on aura contribué, pour une faible part, à la maintenir au rang qu'elle doit occuper dans la thérapeutique des affections des organes urinaires.

CHAPITRE II

Des diverses indications de l'uréthrotomie externe.

Ce n'est pas seulement dans les cas de rétrécissements de l'urèthre qu'il faut rechercher quelles sont les indications de la section
périnéale ; une catégorie de faits non moins importants que les
premiers sont justifiables de cette même opération, je veux parler des ruptures de l'urèthre ; il faut même reconnaître qu'elle est
le plus souvent pratiquée, soit dans le but de combattre les coarctations consécutives à ces ruptures, soit comme traitement immédiat des contusions périnéales avec déchirure du canal urinaire.

Pour faciliter ce travail et lui donner plus de clarté, il m'a
paru utile de diviser ce chapitre en trois parties. Dans la première, j'établirai les indications de la section de dehors en dedans
employée comme traitement direct et immédiat des ruptures de
l'urèthre ; c'est à ce mode d'intervention que Monod donne le
nom d'uréthrotomie externe d'emblée. Dans la seconde, j'étu-
dierai la question dans les cas de rétrécissements infranchissables,
qu'ils soient de nature traumatique ou de nature inflammatoire.
Enfin la dernière partie sera consacrée à l'examen des strictures de l'urèthre justifiables de l'incision externe bien qu'elles
puissent livrer passage à un conducteur ; j'essayerai de montrer
que l'opération de Syme trouve quelquefois ses indications.

§ 1 DE L'URÉTHROTOMIE EXTERNE D'EMBLÉE DANS LES RUPTURES DE
L'URÈTHRE A LA SUITE DE CONTUSION DU PÉRINÉE.

Avant d'établir dans quelles circonstances le chirurgien doit
recourir à l'uréthrotomie externe dans les cas de contusion du

— 27 —

périnée, il est indispensable d'esquisser les types cliniques différents qui peuvent se présenter. Cras dans son Mémoire à la Société de Chirurgie en 1876, Monod et Terrillon dans leur Thése, établissent trois catégories distinctes dans les traumatismes de l'urèthre ; des cas légers, des cas moyens et des cas graves. Après avoir exposé quelques idées générales sur les ruptures du canal, je ferai un tableau rapide de chacun de ces types, suffisant pour me permettre d'aborder franchement l'étude des indications de l'uréthrotomie. Si quelque lecteur était désireux d'avoir des notions plus complètes, je ne saurais mieux faire que de le renvoyer au Mémoire de Cras.

Toutes les portions de l'urèthre ne sont pas également exposées aux contusions ; pour fixer les idées, je diviserai l'urèthre en quatre portions ; 1° pénienne, 2° bulbaire, 3° membraneuse, 4° prostatique.

Les contusions de la région pénienne sont ici d'un intérêt secondaire, et je ne m'y appesantirai pas ; du reste, elles sont rares. Par sa flaccidité et sa mobilité habituelle, il semblerait même que cette portion dût échapper complètement aux contusions ; on en cite cependant quelques exemples et entre autres le suivant rapporté par Voillemier[1]. Un homme en chemise voulant fermer un tiroir de commode le poussa si malheureusement avec ses genoux, que sa verge fut prise et violemment comprimée. Dupuytren cite un fait analogue. Le plus souvent, ces ruptures péniennes sont dues à une manœuvre aussi absurde que dangereuse «la rupture de la corde» par le malade atteint de blennorrhagie, croyant, par ce moyen, mettre un terme aux violentes douleurs que déterminent ses érections. Il faut enfin mentionner les accidents analogues qui surviennent, soit pendant certains coïts maladroits, soit dans les mouvements de torsion ou d'exagération de courbure imprimés à la verge en érection. Aucun de

[1] Voillemier : Les maladies de l'urèthre.

ces accidents n'est justifiable de la section du canal de dehors en dedans.

Quant aux contusions de la portion prostatique, elles sont extrêmement rares, et si à la suite d'une violence extraordinaire sur le périnée la contusion est à la rigueur possible, ce n'est pas d'elle que viendra ordinairement le danger, mais de la rupture de l'urèthre qui se sera produite dans la région membraneuse ou bulbaire. Même dans le cas de traumatismes violents avec fracture du bassin, la contusion n'ira presque jamais jusqu'à déterminer une déchirure de l'urèthre prostatique. Velpeau [1], dans sa Thèse de concours, en signale un cas, qui n'est pas du reste très net ; il conclut à une rupture parce qu'il trouve dans la prostate une grande quantité de grumeaux sanguins. Terrillon [2] conteste la possibilité de cette lésion ; après ses nombreuses expériences sur le cadavre et ses nombreux examens d'autopsie de fractures du bassin avec déchirures du canal urinaire, il conclut ainsi : « Malgré l'affirmation de Velpeau je n'ai pu rencontrer de rupture au niveau de la région prostatique », cependant il rapporte lui-même une observation de Chopart dans laquelle l'autopsie démontre qu'après une chute sur une pierre anguleuse, l'urèthre était entièrement divisé « dans la partie où il est embrassé par la prostate ». Quoi qu'il en soit, il est certain que la muqueuse prostatique ne peut être guère intéressée que par les instruments tranchants, soit de dedans en dehors dans les cas de fausse route, soit accidentellement de dehors en dedans par des coups d'épée ou de couteau, une chute sur un échalas, etc., etc. Les indications seront les mêmes que celles des ruptures de l'urèthre membraneux ou bulbaire. Il n'est pas nécessaire d'ajouter qu'elles sont alors bien plus difficiles à remplir.

Les contusions du périnée, déterminant des déchirures dans la

---

[1] Velpeau ; Thèse de concours, 1833. De la contusion dans tous les organes, pag, 105.

[2] Terrillon ; loc. cit., pag, 81.

portion bulbaire ou dans la portion membraneuse, présentent un intérêt plus considérable, car elles sont fréquentes et nécessitent souvent l'uréthrotomie externe.

Franc, un des premiers, et longtemps après lui Reybard établirent qu'un choc violent sur le périnée pouvait déterminer une rupture de l'urèthre dans la portion fixe qui s'étend depuis l'aponévrose moyenne jusqu'au ligament suspenseur; Cras a apporté une notion de plus ; se basant sur les résultats fournis par les autopsies et les examens pratiqués au cours d'une intervention chirurgicale sur le périnée, il était arrivé à cette conclusion : «Toutes les fois que l'examen a été fait attentivement, on a trouvé la région bulbeuse atteinte ». Guyon [1] dans sa réponse au Mémoire de Cras accepte les idées de ce dernier. Cependant, Ollier [2], quelques années auparavant, avait soutenu après des expériences faites sur le cadavre que « dans tous les cas où l'urèthre a été rompu la déchirure occupait la portion membraneuse à l'union de cette dernière et du bulbe, ou bien encore elle avait pour siège la région bulbaire ». Les résultats des expériences de Terrillon ont été différents de ceux de l'observateur précédent ; il juge d'après ses expériences cadavériques et d'après 18 autopsies, dont 8 ne laissent aucun doute sur le siège de la lésion ; il conclut ainsi : « La rupture de l'urèthre dans les chutes sur le périnée ou à la suite de contusion directe de cette région a lieu, dans la grande majorité des cas, au niveau de la partie moyenne ou antérieure du bulbe ; il reste toujours en avant de l'aponévrose de Carcassonne un lambeau du canal ayant une longueur qui varie de 1 à 3 centim. ». Quant à la région membraneuse, elle peut être atteinte mais exceptionnellement; Terrillon en rapporte deux observations, les seules qu'il ait pu recueillir dans les auteurs.

[1] Rapport sur le Mémoire de Cras. Bull. Soc. de Chir., 1876.
[2] Ollier; Lyon médical, 1871,

Quoi qu'il en soit, d'après les résultats fournis jusqu'à ce jour
par les autopsies, on admet généralement que les déchirures de
la portion membraneuse sont rares et qu'on les trouve presque
exclusivement dans les cas de fracture du bassin.

Il n'y pas lieu de s'occuper ici du mécanisme de ces ruptures,
mais ce qu'il faut savoir, c'est que, sans aucune lésion extérieure
du côté du périnée, une esquille osseuse, la distension à laquelle
se trouve soumis l'urèthre membraneux par l'intermédiaire du
ligament de Carcassonne, suffisent pour produire la déchirure ;
le même fait peut survenir par la simple disjonction de la symphyse pubienne, Terrillon en rapporte deux observations.

Ces notions générales sur les ruptures de l'urèthre connues, il
est temps de tracer brièvement le tableau clinique correspondant
aux trois types créés par Guyon.

Dans les cas légers, l'ensemble des phénomènes est peu
effrayant ; le périnée est endolori, il ne présente rien de particulier au début, quelques heures après l'accident on trouve tout
au plus un peu d'empâtement avec l'ecchymose qui apparaît ; il
n'y a jamais de tumeur périnéale ; la miction reste facile ; il n'y
a que peu ou pas d'écoulement sanguin par le canal; en tout cas,
il est momentané, survient au moment de l'accident et ne persiste pas. Le cathétérisme est toujours possible et facile.

Dans les cas moyens on retrouve la douleur, elle est plus
intense, l'uréthrorrhagie est instantanée et plus ou moins abondante, elle peut persister pendant plusieurs jours après l'accident;
enfin il existe au périnée une tumeur sanguine qui, si elle
n'apparaît pas immédiatement, ne tarde pas à être appréciable ; la
miction peut encore se faire, mais elle est difficile et douloureuse, elle ramène l'hémorrhagie ; on peut réussir dans certains
cas à passer une sonde, mais on peut aussi échouer.

Dans les cas graves, on retrouve les mêmes signes beaucoup
plus accentués, la tumeur périnéale se développe immédiatement
après l'accident, elle peut atteindre un volume considérable,

d'habitude de la grosseur d'un œuf de poule, Demarquày l'a vue atteindre les dimensions d'un chapeau, Voillemier celles d'une tête de fœtus à terme ; la tumeur est quelquefois en partie réductible, mais ce n'est pas la règle ; en outre, signe capital, la miction est toujours impossible ; il est bien exceptionnel de voir le cathétérisme réussir, et dans tous les cas il est très difficile.

Les cas de rupture de l'urèthre consécutifs à une fracture de bassin doivent toujours être considérés comme graves.

Cas graves. — Avant le xix⁰ siècle, en présence d'un cas grave, les chirurgiens paraissent n'avoir été guère soucieux que d'une seule chose, rétablir le cours des urines ; pour atteindre ce but, ils avaient recours à deux moyens : quand cela était possible, ils pratiquaient le cathétérisme et laissaient une sonde à demeure, mais toutes les tentatives restaient presque toujours infructueuses. Aussi, avait-on surtout recours à la ponction sus-pubienne pour vider le réservoir urinaire distendu. C'était une thérapeutique bien pauvre, toujours insuffisante, souvent dangereuse.

En présence d'un cas grave, trois indications se posent : arrêter l'hémorrhagie, assurer l'écoulement de l'urine, empêcher l'infiltration qui ne va pas tarder à se produire. Dans les cas de rupture de la portion bulbaire, l'urine ne tarderait pas à se répandre dans la loge aponévrotique inférieure, envahissant d'abord la verge et le scrotum, puis, franchissant la loge au niveau du ligament suspenseur, elle gagnera le pubis et les parois de l'abdomen (Obs. iii). Si la rupture siège en arrière de l'aponévrose moyenne, l'urine se répandra dans la loge postérieure qui cédera pour permettre l'envahissement de la fosse ischio-rectale et de la cavité pelvienne. Si une de ces deux éventualités se produisait, le diagnostic serait des plus sombres, et le chirurgien n'a pas le droit de temporiser ; rapidement, il faut arrêter l'hémorrhagie et s'opposer à l'infiltration, et pour cela il n'y a qu'un moyen : l'incision profonde, hâtive de la tumeur périnéale.

Dans les premières années de ce siècle, Chopart, Desault, Lallemand, y ont eu recours et en ont montré les avantages ; Green, Travers, Hogs, en Angleterre, agissent de même ; mais les observations sont encore isolées, et en 1838 Liston conseillait encore de recourir au cathétérisme, tandis qu'au même moment Earle, Maheot, le rejetaient absolument et le disaient dangereux. Gross (de Philadelphie), en 1851, regarde l'incision périnéale comme le seul traitement rationnel des ruptures étendues de l'urèthre, et, précurseur de Bœckel, il recommande de chercher le bout postérieur afin d'introduire une sonde qu'on laissera à demeure. Après lui, Reybard, en 1853, Bryant, Nélaton, recommandent la même intervention, tandis que Philips se rallie encore à la ponction sus-pubienne.

En 1868, dans son Mémoire remarquable, Bœckel prononce un plaidoyer énergique en faveur de la section périnéale suivie de l'introduction d'une sonde à demeure, c'est-à-dire de l'uréthrotomie externe; il la regarde comme la seule intervention réellement efficace et l'admet à l'exclusion de tous les autres modes de traitement. Depuis ce jour, l'incision profonde du périnée a trouvé beaucoup de partisans.

Après les discussions qui se sont élevées à la Société de Chirurgie, en 1874 et 1876, à l'occasion des présentations de Notta (de Lisieux) et de Cras, on a le droit de dire que l'uréthrotomie externe a été en quelque sorte officiellement reconnue comme le meilleur traitement des ruptures graves de l'urèthre. Seule, en effet, elle s'adresse et répond à toutes les indications. Le foyer débarrassé de ses caillots, on se rendra facilement maître de l'hémorrhagie ; si une artériole donne, on la lie ou on la tord ; si le corps spongieux saigne abondamment, on a raison de l'écoulement par un tamponnement momentané. En outre, le cours des urines est assuré par la sonde, et l'infiltration n'est plus à redouter (Obs. IX, X, XI).

Il me semble qu'il n'est pas même utile de chercher à démon-

trer que la ponction sus-pubienne est impuissante à obtenir la
guérison dans les cas graves ; on ne peut la regarder que comme
un moyen purement palliatif, toujours impuissant à guérir le
malade dans les cas très graves. On a beau répéter que la ponction hypogastrique avec l'aspirateur capillaire de Potain ou de
Dieulafoy est une opération absolument inoffensive, tout à fait
indolore, pouvant se répéter plusieurs fois par jour, on ne pourra
jamais faire qu'elle arrête une hémorrhagie grave, ou qu'elle
s'oppose à l'inflammation du foyer, et même qu'elle empêche
d'une façon certaine qu'une partie des urines ne passe dans le
foyer (Obs. iii).

Quant au cathétérisme, il doit être condamné sans pitié, il est
passible de reproches encore plus graves que la ponction de la
vessie, car non seulement il est insuffisant pour prévenir les accidents, mais il pourrait en déterminer lui-même. La ponction est
inoffensive, l'introduction d'une sonde est dangereuse. On a bien
dit qu'après le cathétérisme la sonde pouvait aider à vaincre
l'hémorrhagie en lui faisant jouer le rôle d'un corps solide sur
lequel on pouvait faire de la pression ; je ne sais pas si on possède des faits bien démonstratifs de la chose. Ce qui est plus certain, c'est que souvent des essais inopportuns de cathétérisme
n'ont servi qu'à réveiller une hémorrhagie, soit en détruisant un
caillot qui s'opposait à l'écoulement du sang, soit en produisant
de nouvelles lésions ; il peut même arriver que l'introduction
d'une sonde achève de déchirer un urèthre qui n'était pas encore
complètement rompu.

Je ne cite ici que pour mémoire les anciennes pratiques qui
consistaient dans l'application de sangsues ou de cataplasmes au
périnée, moyens fallacieux et trompeurs qui ne servent qu'à faire
perdre un temps précieux et qu'il faut absolument proscrire.

La section profonde de la tumeur périnéale offre donc une
sécurité que la ponction hypogastrique ou le cathétérisme ne
peuvent donner. Toutefois l'incision seule ne serait pas toujours

suffisante pour conjurer tous les dangers; il se pourrait fort
bien, en effet, qu'en dépit de cette section la rétention d'urine
persistât. Pour avoir toutes les garanties désirables, il n'y a qu'à
compléter le premier temps de l'uréthrotomie par le second,
consistant dans l'introduction d'une sonde qu'on laissera à demeure. Cependant tous les auteurs ne sont pas encore d'accord
à ce sujet, et beaucoup s'en tiennent encore à l'incision simple,
préconisée par Notta ; Pirogoff [1] se borne à inciser largement
la tumeur périnéale ; d'autres auteurs regardent le dernier temps
comme d'une exécution difficile. Tillaux, dans un livre tout
récent, s'exprime ainsi : «Théoriquement, on devrait ensuite (après
l'incision) passer une sonde dans le bout postérieur, mais c'est
une chose souvent impossible à réaliser [2]». Il termine en con-
seillant de ne pas insister et d'attendre huit jours pour faire cette
recherche et reconstituer l'urèthre. Avec Bœckel, Gross, Guyon,
Cras, Rochard, Monod, Ter. illon, il nous paraît plus rationnel
de chercher à placer la sonde à demeure immédiatement après
l'incision, il ne faudrait pas même craindre d'insister un peu si
c'est nécessaire, car ce temps de l'opération est d'autant plus
facile à exécuter qu'on est moins éloigné du jour de l'accident.
C'est qu'en effet, au début, les tissus, quoique meurtris, ont encore
conservé quelque chose de leur aspect normal, leurs caractères
physiologiques ne sont pas encore absolument changés. Au contraire, plus on s'éloignera du moment de l'accident, plus les modifications des tissus seront considérables : le fond de la plaie
sera recouvert de lymphe plastique, les divers plans seront
agglomérés, réunis par les exsudats inflammatoires, ou bien, si
la rupture de l'urèthre a été totale, les extrémités seront rétractées, recroquevillées, n'affecteront plus aucun rapport normal.
C'est surtout dans ces circonstances que la recherche du bout
postérieur devient un travail de patience, nécessitant souvent un

[1] Thèse de Salviat. Paris, 1883.
[2] Tillaux ; Traité de chirurgie clinique, 1889, tom. II pag. 329.

temps très long ; quelquefois même, après les investigations les plus minutieuses, on est obligé de renoncer à le trouver. Terrillon rapporte dans sa Thèse une série de 32 observations : 16 fois on a pu introduire une sonde séance tenante, 2 fois on n'a pas même essayé de le faire, 4 fois on a échoué ; en établissant une proportion, on voit que le chiffre moyen des cas où l'on ne peut retrouver le bout postérieur serait de 20 %. Au contraire, dans 8 observations pour lesquelles on n'a pratiqué l'uréthrotomie complète qu'un certain nombre de jours après l'accident, on n'a retrouvé le bout postérieur que 4 fois ; dans la recherche tardive, ce n'est donc plus 20 fois mais 50 fois sur 100 que l'on échoue. Ces chiffres ne manquent pas d'éloquence, et ils concordent trop bien avec les vues théoriques que je viens d'exposer pour qu'on puisse douter de leur valeur.

De ces considérations il ressort : 1° Que l'uréthrotomie externe complète constitue le meilleur mode de traitement des ruptures graves de l'urèthre ;

2° Que cette intervention doit être aussi hâtive que possible, il ne faut pas attendre que les accidents éclatent, il faut les prévenir.

Il peut se faire que le chirurgien ne soit appelé auprès d'un malade que plusieurs jours après l'accident, lorsque des phénomènes tout à fait inquiétants apparaissent ; l'inflammation phlegmoneuse de la tumeur est un fait accompli, ou bien l'infiltration s'est produite. Quelle doit être alors la conduite de l'homme de l'art? Poser la question, c'est la résoudre quand on a lu ce qui précède. Il est évident que, si quelque chance de salut persiste pour le malheureux blessé, aucun autre moyen ne saurait la lui donner que l'incision large et profonde des tissus enflammés, suivie de l'introduction de la sonde si c'est possible. C'est à cette intervention que Monod donne le nom d'uréthrotomie secondaire par opposition à l'uréthrotomie externe d'emblée. Si une chose est à désirer, soit pour le chirurgien, soit pour le blessé, c'est de n'avoir jamais à pratiquer que cette dernière opération ; en effet, avec l'uréthrotomie secondaire les chances de salut sont considérablement diminuées, d'abord l'état général du malade est plus mauvais, la recherche du bout postérieur est entourée de difficultés souvent insurmontables, et enfin on est toujours obligé de pratiquer des incisions multiples et en divers endroits pour combattre l'infiltration ou le phlegmon périnéal dont on connaît les tendances sphacéliques. Plus que jamais il faut donc se hâter, ne pas perdre une minute, et agir comme je l'ai indiqué. Sans doute l'opération est beaucoup plus difficile, mais elle est encore plus urgente. Quant au résultat final, il est fatalement plus mauvais que lorsqu'on pratique l'uréthrotomie externe d'emblée. — Dans le *Dictionnaire encyclopédique*, à l'art. *Urèthre*, Desnos rapporte la statistique de Kauffmann, qui repose sur 121 cas. Dans 91 on pratique l'incision périnéale le premier ou le deuxième jour, il y eut 8 morts ; dans 30 on pratique l'uréthrotomie secondaire à une époque plus ou moins éloignée de l'accident, on compta 6 décès. Le bilan de la mortalité pour l'uréthrotomie secondaire serait donc trois fois plus considérable que pour l'uréthrotomie externe d'emblée.

Cas moyens. — En acceptant la classification de Guyon, il ne faut pas se laisser aller jusqu'à croire qu'il soit toujours facile de faire rentrer cliniquement chaque cas particulier dans telle ou telle catégorie ; l'embarras est souvent considérable, surtout en présence des cas moyens. En effet, sur quel signe peut-on se baser pour avoir la certitude d'une gravité plus ou moins grande? Sur l'hémorrhagie? Mais ne peut-elle pas quelquefois s'arrêter à la suite de la formation d'un caillot dans un cas moyen ou même grave? Si cela est, on sera porté à se croire en présence d'un cas moyen, tandis qu'en réalité les lésions pourront être très étendues. Sur la rétention d'urine? Mais on la trouve quelquefois dans les cas moyens. Le cathétérisme pourrait donner des indications plus précises, mais ne devons-nous pas le repousser par ce fait seul qu'il est capable de convertir un cas moyen en cas grave? En somme, il arrive souvent que le diagnostic reste hésitant, c'est ce qui a fait ajouter par Monod à l'épithète de cas moyens celle de *cas douteux*, cette dernière appellation me paraît préférable. Si nous lisons les réflexions de cet auteur sur le traitement qu'il convient d'appliquer à ces cas, nous le voyons conseiller au chirurgien de se montrer très prudent, de temporiser, de porter tous ses soins à surveiller le périnée et d'agir comme pour les cas graves, dès qu'il remarquera le moindre signe d'inflammation ou d'infiltration. Cette conduite est-elle prudente? Oui, elle l'est même trop. Avons-nous réellement ce droit de temporiser? C'est une question bien difficile à résoudre et qu'il faut discuter.

Pour ces cas douteux, l'uréthrotomie immédiate est encore une intervention très rationnelle, et j'engage à y recourir hâtivement comme pour les cas graves. Je vais essayer de justifier cette opinion. Et d'abord, il n'est douteux pour personne que bien souvent les cas dits moyens se transforment en cas graves ; la chose peut même arriver exceptionnellement pour des cas légers ; ne serait-ce que pour parer à cette éventualité toujours redoutable, je conseillerais de pratiquer l'incision périnéale, car si on est obligé d'avoir recours à l'uréthrotomie secondaire on se place dans des conditions beaucoup plus défavorables, et, nous le savons, la mortalité est dans ce dernier cas trois fois plus considérable. De plus, il est parfaitement démontré que l'opération en elle-même est plus bénigne et que le danger vient toujours non de l'action opératoire, mais de l'état général du malade ; n'est-ce pas là une nouvelle raison pour agir? Ici, l'état général au début ne nous préoccupe pas, le succès de l'intervention ne sera donc pas douteux. Ce n'est pas tout, l'incision faite au périnée nous permettra de vider la poche de ses caillots et d'obtenir une guérison plus rapide. Du reste, tôt ou tard on serait bien obligé de recourir à une opération, car le fait est

certain, il se fera un rétrécissement, et il faut admettre avec
Bœckel que « toute déchirure de l'urèthre est un rétrécissement
en germe »; souvent même, ce phénomène ne sera pas long à
apparaître; à diverses reprises, on a vu la coarctation se former
avec une rapidité surprenante, deux ou trois semaines ont suffi,
aussi a-t-on pu prononcer les mots de « rétrécissements aigus ».
Carbonnel[1], cité par Terrillon, rapporte une observation dans
laquelle la stricture se manifesta vers le onzième jour; Budin[2]
relate un fait de M. le professeur Le Fort, dans lequel le rétrécissement était infranchissable le vingt-quatrième jour. Guyon,
dans ses leçons cliniques, cite deux cas, où six semaines après
pour l'un, quatorze jours pour l'autre, le rétrécissement fut formé;
il serait facile de réunir un grand nombre de cas analogues; en
règle générale, on admet que le rétrécissement met d'autant moins
de temps à se produire que la lésion est plus considérable. Il y
aura donc tout intérêt à pratiquer, séance tenante, une opération
qui, en s'opposant à toutes les complications possibles, offrira
même l'avantage d'empêcher pour toujours ou au moins de
retarder considérablement l'apparition de la coarctation. Il y a
enfin une dernière considération, et elle n'est pas négligeable,
qui doit déterminer le chirurgien à intervenir. Le blessé et son
entourage sont vivement impressionnés par l'accident qui vient
de se produire, du sang s'écoule par l'urèthre, le périnée est le
siège d'une tumeur assez volumineuse, aussi une opération
sera-t-elle facilement acceptée; d'autre part, le chirurgien osera
la proposer hardiment, car il est sûr d'obtenir un résultat heureux,
et en outre il sait qu'il rendra un éminent service à son malade
en vidant la poche, en arrêtant l'hémorrhagie, en le mettant
dans les meilleures conditions pour empêcher le rétrécissement
de se produire et surtout en s'opposant sûrement aux accidents

[1] Carbonnel ; thèse de Paris 1886. De l'uréthrotomie externe.

[2] Budin ; thèse de Paris 1870. Contusions de la portion périnéale de l'urèthre
chez l'homme, pag. 57.

d'inflammation ou d'infiltration qui ne surviennent que trop souvent.

Avant d'écrire ces lignes, je me suis demandé si ce n'était pas trop s'avancer que de proscrire de la thérapeutique des cas moyens l'usage du cathétérisme ou de la ponction de la vessie admis par beaucoup de chirurgiens. Si je me suis permis d'être aussi affirmatif, c'est qu'après les lectures que j'ai dû faire avant d'entreprendre ce travail, j'ai pu me convaincre d'une chose : c'est que bien des malades dont l'existence eût été sauvegardée par une intervention radicale et hâtive ont succombé à la suite de complications immédiates qu'on aurait pu éviter. De plus, il n'est pas rare de trouver, parmi les urinaires qui viennent demander des soins au chirurgien, de vieux rétrécis traumatiques porteurs en même temps de lésions rénales déterminées par les troubles urinaires consécutifs à la stricture du canal, ou tout au moins avec un état général bien délabré, accidents qu'on aurait évités par une intervention rapide (Obs. vii, viii.

Comme pour les cas graves, la règle à suivre consistera donc à pratiquer l'uréthrotomie.

Cas légers.—Ils ne doivent occuper que peu de place dans ce travail, car presque toujours ils cèdent à un traitement des plus anodins, sangsues, compresses froides au périnée, etc... Il ne faut pourtant pas oublier que dans des cas exceptionnels une déchirure insignifiante de l'urèthre a été suivie d'infiltration urineuse. Le chirurgien devra donc toujours surveiller attentivement ce qui se passe du côté du périnée.

§ 2. DE L'URÉTHROTOMIE EXTERNE DANS LES RÉTRÉCISSEMENTS INFRANCHISSABLES.

Certains auteurs considèrent ces mots «rétrécissements infranchissables» comme ne répondant pas à des faits réels. C'est surtout chez nos voisins d'outre-Manche qu'on s'est plu à répéter

que de telles strictures de l'urèthre n'existent pas. Quelques
citations empruntées aux chirurgiens anglais qui se sont spécia-
lement occupés d'affections urinaires vaudront mieux que de
longues dissertations pour montrer quelles sont les opinions
admises en Grande-Bretagne. En 1835, Liston, s'occupant des
rétrécissements réputés infranchissables, disait : « Je n'ai jamais
rencontré de cas pareils, car, tant que le liquide peut encore
s'écouler, vous pouvez tôt ou tard faire pénétrer une sonde dans
la vessie [1] ». Syme, voulant que tous les cas puissent être opérés
par sa méthode, a dit : « Quant à la question de l'imperméabilité,
je maintiens simplement que, si l'urine passe, un instrument peut
toujours, à force de soins et de persévérance, franchir le rétrécissement » Je retiens surtout les dernières paroles de cet auteur, sur
lesquelles j'aurai à revenir plus loin. Thompson [2], dans son Traité
des maladies des voies urinaires, professe la même doctrine :
« Quant à moi, j'ai toujours fini par réussir à faire pénétrer par les
moyens ordinaires une sonde fine dans la vessie, il en résulte que
je n'ai jamais eu l'occasion de pratiquer la section périnéale pour
un rétrécissement infranchissable ». Cependant, quelques années
plus tard, il modifie ce jugement par l'addition de ces quelques
mots : « Je ne puis affirmer qu'il n'existe pas de rares exceptions
à cette règle ». Philips est en communion d'idées avec les auteurs
précédents, toutefois il reconnaît avoir souvent eu à lutter contre
de grandes difficultés, mais la confiance qu'il a dans l'action de
la sonde lui a toujours fait retrouver la voie naturelle. Harrison,
dont j'ai déjà cité les expressions, pense aussi que, partout où
l'urine passe, un instrument peut passer.

Cependant tous les praticiens anglais ne se montrent pas aussi
exclusifs ; John Ward Cousins, chirurgien de l'hôpital royal de
Portsmouth, écrivait il y a un an à peine dans le British medical
Journal : « Dans le sud de l'Angleterre, au milieu d'une grande

[1] Report of a clinical lecture; the Lancet, 20 février 1886.
[2] Thompson, loc. cit., pag. 503, 2e édit.

population de marins, on voit beaucoup de cas de rétrécissements infranchissables ; pour certains auteurs, quand l'urine s'écoule il n'y a pas de rétrécissements infranchissables dont ne triomphent les moyens ingénieux et la patience ; cela n'est pas confirmé par ma pratique [1] ».

En France, on professe des opinions beaucoup moins absolues, et la majorité des chirurgiens s'accorde à reconnaître l'existence des rétrécissements infranchissables. Il convient cependant de dire que les idées de M. Després sont en complète analogie avec celles des auteurs anglais. Il admet, lui aussi, qu'il n'y a de rétrécissements infranchissables que parce que le chirurgien ne sait pas les franchir [2].

En présence de tant d'affirmations aussi catégoriques, le doute est bien permis au lecteur, aussi est-il nécessaire de prouver qu'il y a des coarctations du canal urinaire qu'aucun instrument ne peut traverser.

D'abord on a exceptionnellement rencontré des cas où le canal était complètement oblitéré, ne présentait pas le moindre pertuis, comme l'a démontré l'examen anatomique des pièces. Monod [3] en rappelle deux exemples et nous apprend qu'il existe dans les musées pathologiques de Londres plusieurs pièces démonstratives de ce genre de lésion.

Ces quelques cas exceptionnels ne suffiraient pas pour nous autoriser à penser qu'il y a des rétrécissements que l'on ne peut pas franchir ; mais il y a d'autres lésions qui déterminent l'impossibilité absolue de faire passer une bougie, même filiforme, dans le réservoir urinaire. Sédillot, Ollier, Phélip, l'affirment hautement. Il n'est pas difficile d'en trouver de nombreux exemples surtout à la suite des grands traumatismes du périnée compliqués de fracture du pubis ; comme le fait remarquer Phélip, quand

[1] British medic. Journ., 19 juillet 1890.
[2] Després ; Chirurgie journalière, pag. 89.
[3] Monod ; loc. cit., pag. 56.

« les deux bouts de l'urèthre sectionné se sont cicatrisés à distance et sur un plan différent, il est impossible de passer [1] », et, quoi qu'en aient dit les auteurs anglais, un rétrécissement ainsi disposé défie tous les efforts ; toutes les tentatives restent infructueuses, la persévérance elle-même, tant récommandée et malheureusement souvent si dangereuse, n'aboutirait pas. Le chirurgien aura beau être d'une habileté rare, jouir d'une dextérité des plus remarquables, la coarctation ne sera pas vaincue ; M. Després lui-même, dont nous connaissons l'habileté, se heurtera à des difficultés insurmontables, à une impossibilité ; on se plaît à dire que ce dernier mot n'est pas français, il faut bien reconnaître qu'ici il le devient. Qu'un cas semblable s'offre à la pratique du chirurgien de Paris, et il modifiera quelque peu son opinion ; il ne croira plus qu'un rétrécissement n'est infranchissable que parce que le chirurgien ne *sait* pas le franchir, mais bien parce qu'il *ne peut* pas.

Pour ma part, je puis affirmer que j'ai vu plusieurs de mes Maîtres essayer en vain et par tous les moyens de passer une bougie dans l'urèthre d'un ouvrier qui, ayant été pris dans un éboulement, s'était fracturé le pubis et déchiré l'urèthre. Je rapporterai, du reste, cette observation tout au long, car elle est digne d'intérêt à plusieurs points de vue.

S'il y a des rétrécissements traumatiques imperméables, on ne saurait être aussi affirmatif pour les rétrécissements d'origine inflammatoire ; dans ces derniers cas, on arrive presque toujours à surmonter les difficultés du cathétérisme. Appliquées à cette catégorie de faits, les idées de Syme, de Thompson, de Després sont à la rigueur acceptables ; oui, dans ces rétrécissements-là si on a recours à la multiplicité des procédés que l'on connaît, bougies tortillées, injections d'huile iodoformée dans l'urèthre, cathétérisme appuyé, on arrivera à peu près sûrement à triompher

[1] Phélip : *loc. cit.*, pag. 39.

de la coarctation, mais après un temps plus ou moins long. Il
s'agit donc d'examiner si on n'a pas le droit de considérer comme
infranchissables les rétrécissements qui au bout de plusieurs
semaines n'ont pu encore être franchis. En clinique, le chirurgien
a le devoir de s'occuper non seulement des lésions locales mais
aussi de l'état général de son malade, et, si en même temps que
la lésion du canal il constate un état général médiocre, il y aurait
de l'imprudence à persister dans des tentatives infructueuses, une
intervention plus efficace s'impose ; aussi, ce rétrécissement,
perméable peut-être dans dix ou quinze jours, doit-il être regardé
comme infranchissable pour le présent. De même, si au cours de
vaines tentatives depuis deux ou trois semaines des accidents de
rétention ou d'infiltration urineuse surviennent, le praticien aura
le droit de traiter ce rétrécissement comme infranchissable. Avec
Ollier et Phélip il convient donc de donner le nom de « rétrécissement cliniquement infranchissable » à toutes les coarctations
de l'urèthre qui, n'ayant pu être franchies au bout d'un mois
environ, s'accompagnent de complications locales ou générales
dues à la lésion.

Il s'agit maintenant d'examiner dans quels cas l'uréthrotomie
externe devra être employée. Je n'hésite pas à dire, dès le début,
que dans tous les cas de coarctations imperméables d'origine traumatique, ou cliniquement infranchissables, l'incision périnéale
s'impose.

Que faire, en effet, en présence d'un rétréci traumatique ? Il
n'a pas été traité suivant les indications qui ont été posées dans
la première partie de ce chapitre, néanmoins il a triomphé des
complications, mais presque toujours ce n'est que grâce à l'éta-
blissement de fistules périnéales ; sinon, la miction devient de
plus en plus pénible, la vessie se vide mal, quelquefois des accidents passagers de rétention surviennent à la suite du plus léger
excès ou du moindre refroidissement, des abcès urineux peuvent
d'un moment à l'autre apparaître au périnée; en somme ce malade

reste toujours sous le coup de complications graves, et à la longue la santé générale s'altère. Il faut de toute nécessité remédier à cet état de choses, assurer à l'urine un écoulement normal et régulier. Deux moyens sont à la disposition du chirurgien : l'opération de la boutonnière et l'opération de Sédillot. Je n'ai nullement l'envie de faire remonter le lecteur à près de quatre cents ans en arrière pour lui conseiller de demander à la boutonnière d'assurer un libre écoulement à l'urine, il s'adressera donc à l'uréthrotomie sans conducteur, qui aura l'avantage de remettre les choses en l'état normal, tandis que la boutonnière crée une véritable infirmité. On alléguera peut-être que l'opération de Sédillot est d'une exécution difficile, qu'elle n'est pas à la portée de tous les chirurgiens. Cette objection est sérieuse, mais on a exagéré quelque peu ces difficultés. Je sais bien que presque tous les chirurgiens, même les plus habiles, ont eu à enregistrer quelque échec dans la recherche du bout postérieur, mais ce n'est pas une raison suffisante pour ne pas recourir à l'uréthrotomie ; il faut bien se pénétrer aussi d'une chose, c'est que, si on a échoué quelquefois, on a réussi dans la grande majorité des cas. Les insuccès sont presque toujours survenus dans des cas de rupture totale, et ces cas-là sont rares. Enfin, avec une grande patience et l'observation des règles à suivre qui seront exposées dans un chapitre consacré au manuel opératoire, l'opérateur arrivera presque toujours à son but. Et, du reste, l'opération serait elle encore plus difficile, il faudrait y avoir recours tout de même à moins de vouloir faire du rétréci un infirme en le faisant uriner par son périnée (Obs. i, ii, iii, vii, vii).

Pour ce qui concerne les rétrécissements « cliniquement infranchissables », une discussion plus approfondie est nécessaire, car ici on peut recourir à des moyens palliatifs tout en espérant d'arriver un jour ou l'autre à franchir la coarctation.

Tout malade porteur d'un rétrécissement étroit apportant une gêne considérable dans l'urination est exposé à des accidents

multiples ; tantôt ce sera la rétention d'urine ou l'infiltration qui
apparaîtront, d'autres fois on verra survenir des abcès urineux qui
feront place à des trajets fistuleux, enfin la cystite, si commune
chez les rétrécis, pourra se compliquer de lésions rénales par un
mécanisme aujourd'hui bien connu, la néphrite ascendante.
Quand un rétréci, qui est soumis en vain depuis quelques semaines à de fréquents essais de cathétérisme, se présente au chirurgien avec une de ces lésions, quelle qu'elle soit, ce dernier a le
droit et même le devoir de se considérer comme en présence
d'un rétrécissement infranchissable et de pratiquer l'uréthrotomie
externe.

Supposons-nous pour quelques instants en présence d'un de
ces malades atteint de rétention ; s'adresser à des moyens purement palliatifs tels que la ponction de la vessie, c'est retarder
la solution du problème, mais ce n'est pas le résoudre ; c'est
laisser son malade, après le soulagement momentané qu'on lui
aura procuré, sous le coup d'un accident analogue, quelquefois
pire ; c'est le laisser avec une épée de Damoclès toujours sus-
pendue sur sa tête, prête à tomber. Je ne m'oppose en aucune
façon à ce que, dès qu'il arrive auprès d'un malade de cette espèce,
le chirurgien recoure immédiatement à la ponction aspiratrice
de la vessie ; il doit même le faire, car il est très urgent d'agir, la
rétention est incompatible avec la vie, et, comme l'a dit Heister,
«il faut pisser ou mourir». Mais cette ponction ne sera considérée
que comme palliative ; en effet, elle aura permis de satisfaire à
une indication pressante, mais n'aura rien fait contre la lésion
primitive, cause de tous les accidents, le rétrécissement. Dans ces
cas, j'estime que le médecin n'a plus le droit de tergiverser ; et
quand bien même, après la ponction, tout rentrerait dans l'ordre,
le rôle du médecin sera de persuader au malade qu'il est nécessaire de recourir à une intervention efficace contre le rétrécissement ; il lui dira que des accidents analogues à celui qui vient de
se produire le menacent, et que d'autres plus dangereux peuvent

même l'atteindre ; il l'amènera ainsi à peu près sûrement à accepter l'uréthrotomie sans conducteur (Obs. iv-v).

L'infiltration, elle, ne saurait en aucune façon se contenter de la ponction, et ici l'opération s'impose, elle ne se discute pas ; il faut débrider, donner issue à l'urine et placer une sonde à demeure dans la vessie après avoir sectionné le rétrécissement (Obs. iii).

Si on est en présence de complications d'un autre genre, telles que des abcès du périnée ou des trajets fistuleux, les motifs de détermination en faveur de l'uréthrotomie sont de deux ordres : il faut traiter ces complications et rétablir le cours des urines; la meilleure méthode, la seule même qui permette d'atteindre ce double but, c'est la section périnéale, car les trajets fistuleux resteront rebelles à tout traitement tant que la stricture persistera ; c'est elle qui est cause de ces accidents; pour les supprimer, il faut la détruire : *sublata causa tollitur effectus*. Il faut donc lutter contre le rétrécissement, et puisque le canal n'admet aucun conduc- teur force est donc d'inciser la stricture par la voie externe, et, faisant d'une pierre deux coups, on incise les trajets fistuleux ou les abcès, qui guérissent rapidement avec le rétablissement normal de la miction (Obs. ii).

Lorsque des accidents du côté des reins apparaissent, les indications de l'opération se posent encore d'une façon très nette. Comme le dit Phélip[1], tout malade porteur d'un rétrécissement compliqué de lésions rénales est fatalement voué à une mort plus ou moins proche si on n'intervient pas. L'homme qui urine avec difficulté et dont les reins sont malades ne tarde pas à dépérir, il traîne plus ou moins de temps, se cachectise et finit par succomber. Plus l'état général de ces malades devient mauvais, plus les dangers opératoires seront considérables ; aussi ne faut-il pas perdre un temps précieux dans de vains essais de cathétérisme, il faut opérer vite et ne pas permettre aux lésions du rein de

[1] Phélip ; *loc. cit.*, pag. 48.

devenir irrémédiables. Les dangers de l'intervention, dit John Ward Cousins, sont en proportion directe avec l'étendue des lésions rénales. Cet auteur recommande au chirurgien une conduite excessivement prudente dans les cas de complications du côté du rein ; « si la nutrition du corps est sérieusement atteinte, il ne faut pas opérer; cependant, si les symptômes sont légers ils peuvent être considérés comme non redoutables ; le chirurgien prudent fera donc une sélection soigneuse, il évitera de donner des soins bien intentionnés pour une issue soudaine et désastreuse »[1].

Verneuil signale aussi la possibilité d'un retentissement sur le rein malade, à la suite du traumatisme opératoire du canal.

Ces considérations ne doivent pas arrêter l'opérateur ; si on n'intervient pas, la mort est fatale, et on a des exemples où l'opération pratiquée en temps opportun a tenu en échec pour un temps assez long les lésions rénales, si elle ne les a pas fait rétrograder. Donc, comme l'indique Cousins, et c'est aussi l'avis de M. Guyon, de Monod, il faut opérer quand les lésions sont légères. M. Tédenat a eu à se louer fort de cette conduite dans un cas remarquable, un rétréci qu'il a opéré avec des signes non douteux d'accidents rénaux jouit d'une santé convenable depuis près de dix mois et est aujourd'hui son infirmier. Que serait-il advenu de ce malade si on l'avait laissé avec son canal rétréci ? Il est incontestable qu'en assurant un libre écoulement à l'urine on fait cesser des congestions rénales purement passives qui ne servent qu'à favoriser les processus de la néphrite dès qu'elle a commencé. L'observation VI montrera quels résultats on peut obtenir de l'uréthrotomie pratiquée en temps opportun.

Quant aux rétrécis dont les reins sont déjà très malades et l'état général bien mauvais, il est évident que l'opération ne les arrachera pas à une mort fatale; cependant, même dans ces con·

[1] British medic. Journ., juillet 1890.

ditions, en assurant la miction par l'uréthrotomie externe, on diminuera les douleurs causées par l'impossibilité presque absolue de vider une vessie dont l'urine ne s'échappe que goutte à goutte; Guyon pense que, même dans ces cas, on obtient une courte rémission et on peut prolonger de quelques mois l'existence des malades. A l'appui de cette opinion, Monod cite une observation de Guyon, qui prouve qu'un malade opéré pour ainsi dire *in extremis* vécut encore neuf mois [1].

Avant de terminer la deuxième partie de ce chapitre, je dois signaler un cas spécial qui peut se présenter au clinicien : un malade entre à l'hôpital, c'est un rétréci, et il est en même temps atteint de rétention d'urine. Ici, le chirurgien ignore s'il est en face d'un de ces cas dits cliniquement infranchissables ; aussi, devra-t-il d'abord parer aux indications du moment par la ponction de la vessie s'il ne peut introduire une sonde, mais il n'aura pas le droit de recourir immédiatement après à la section périnéale ; il devra auparavant s'éclairer sur la nature et le degré de la coarctation, car pour une cause ou une autre, excès de boissons ou de coït, coup de froid, la rétention peut survenir même chez des personnes dont le rétrécissement avait toujours été perméable. Dans ces cas, la règle de conduite la plus sage consistera à pratiquer, autant de fois que cela sera nécessaire, la ponction aspiratrice, jusqu'à ce que des essais de cathétérisme suffisamment répétés aient bien démontré que la coarctation ne peut être franchie ; en somme, avant de pratiquer une opération, le chirurgien devra acquérir une notion qui lui manque, savoir si le rétrécissement est perméable ou s'il ne l'est pas.

Dans tous les cas qui viennent d'être examinés, nous avons vu l'uréthrotomie externe être employée dans des circonstances où elle est presque une nécessité, où aucune autre intervention, si ce ne sont des moyens palliatifs, ne peut lui être opposée.

---

[1] Monod; *loc. cit.*, pag. 72.

Depuis le travail de Phélip, nous savons que là ne doivent pas se borner les indications de cette opération.

Dans un chapitre spécial, cet auteur montre qu'il existe une autre catégorie de strictures de l'urèthre, pour lesquelles l'incision de dehors en dedans doit être regardée comme une méthode de choix.

Il arrive souvent qu'un malade atteint de rétrécissement a recours au médecin, bien qu'aucune complication ne se soit produite ; il vide sa vessie mais avec peine, il éprouve des douleurs au niveau de l'hypogastre et trouve son état moins brillant que jadis. D'un autre côté, le cathétérisme est mal supporté et difficile ; possible à certains moments, d'autres fois il lasse la patience de l'opérateur. Certes, on ne peut pas dire qu'on est alors en présence d'un rétrécissement impossible à franchir ; néanmoins, pour faire de la bonne thérapeutique, il faut encore recourir à l'incision externe. Ces personnes sont, en effet, sous le coup de complications possibles prêtes à survenir ; atteintes déjà de cystite chronique, la néphrite les guette, le moindre excès peut déterminer de la rétention ; dans ces conditions, n'y a-t-il pas avantage à s'adresser à la section de la stricture comme étant le principal moyen curatif, le plus efficace ? Cette conduite serait très rationnelle. D'abord le cathétérisme difficile, quelquefois impraticable, est mal toléré par le canal, il est suivi d'accidents fébriles ; on serait donc bien mal venu de choisir la dilatation lente comme méthode de traitement ; il ne faut pas oublier que l'introduction de la sonde, dans des cas analogues, a été suivie d'accidents très graves ; de plus, ces malades à nutrition languissante sont bien disposés à profiter de la plus légère faute d'asepsie pour faire de la cystite aiguë, et on ne peut pas répondre alors des complications rénales. Chez ces rétrécis, il ne faudra donc pas recourir à la dilatation, car non seulement le cathétérisme fera souffrir le malade, mais il pourrait être la cause d'accidents sérieux. A la rigueur, on pourrait

4

demander à l'incision interne de satisfaire à la principale indication : assurer une large issue à l'urine ; mais, le plus souvent, on
a affaire à de vieux rétrécissements presque toujours d'origine
traumatique, le périnée est garni de tissus indurés, il est quelquefois le siège de trajets fistuleux, aussi préfère-t-on à bon droit
la section de dehors en dedans ; seule elle permettra d'exciser
ces tissus indurés qui constituent de gros blocs enserrant l'urèthre, lui-même transformé en un tissu fibreux très résistant. Je
suis convaincu que si les rétrécis présentant un tableau sympto-
matique analogue à celui que je viens de tracer étaient soumis
à la section externe, beaucoup d'entre eux ne seraient pas plus
tard porteurs des lésions rénales auxquelles ils devront un jour
succomber. Si, en effet, même dans les cas d'accidents du côté
du rein, l'uréthrotomie externe a des avantages, elle est impuissante à faire disparaître entièrement des lésions déjà anciennes;
si elles sont plus récentes, elle les fera rétrograder ou les
enrayera. Il ne faudra donc pas temporiser pendant un trop long
temps, on devra s'opposer par l'opération à l'envahissement
possible du rein. Je ne puis mieux faire, pour clore ce paragra-
phe, que de reproduire ces paroles de Phélip : « En face d'un
rétrécissement difficile à franchir, il ne suffit pas de passer, il
faut passer en temps opportun » (Obs. iv).

§ 3. DE L'URÉTHROTOMIE EXTERNE DANS LES RÉTRÉCISSEMENTS PERMÉABLES.

C'est surtout dans le traitement des rétrécissements perméables
que l'on voit la diversité des opinions se faire jour ; comme je
l'ai fait constater dans l'introduction de ce travail, si on met
plusieurs chirurgiens en présence d'un cas particulier à traiter,
on en verra certains s'adresser à la dilatation, Le Fort et Després
la pratiqueront toujours ; d'autres déclareront la coarctation indilatable et, avec l'instrument de Maisonneuve ou d'Horteloup,

feront l'uréthrotomie interne. Le Dentu préconisera la divulsion ;
enfin, si le périnée est le siège d'indurations épaisses ou de
trajets fistuleux, certains auront recours à l'opération de Syme.

Cette multiplicité dans les méthodes thérapeutiques rend ici ma
tâche bien difficile, surtout si l'on considère que chacun de ces
traitements compte à son actif de nombreux succès entre les mains
des opérateurs qui s'en font les défenseurs. Cependant un chirurgien qui ne se laisse guider par aucune idée préconçue et qui est
dirigé par le seul désir d'appliquer à chaque cas le traitement
qui lui convient, sera éclectique et acceptera en principe les trois
modes principaux d'intervention communément employés : la
dilatation, l'incision interne ou la divulsion et la section de
dehors en dedans. Le point délicat de la question est de bien
établir les indications qui devront déterminer le chirurgien à
employer l'une ou l'autre de ces méthodes.

Et d'abord, dans les rétrécissements simples, récents et souples,
il est absolument indiscutable que la dilatation doit être regardée
comme le traitement par excellence.

A-t-on affaire, au contraire, à une stricture ancienne, dure,
contre laquelle la dilatation reste impuissante, il est plus difficile
de prendre une détermination, de savoir s'il est préférable d'inciser le rétrécissement de dedans en dehors ou de dehors en
dedans. Ici, la question suivante se pose d'une façon très nette :
L'opération de Syme doit-elle être considérée comme rivale de
l'incision interne, et même lui être préférée? Oui, nous dit carré-
ment Grégory, et avec ses longues statistiques il prouve que l'incision périnéale ne présente par elle-même aucun danger, et si
les cas de mort sont légèrement supérieurs après l'incision de
dehors en dedans qu'après l'uréthrotomie interne, c'est que la
plupart des opérés qui ont succombé étaient déjà atteints de
lésions rénales avancées ; ces idées sont acceptables et répondent
à la réalité des faits ; il n'en est pas de même de celles qui se
rapportent à l'incision interne. Cet auteur cite avec complaisance

des observations où l'on constate que l'hémorrhagie ou l'infiltration ont emporté le malade, et il en conclut que l'incision pratiquée avec l'instrument de Maisonneuve est une mauvaise opération que l'uréthrotomie sur conducteur doit remplacer dans tous les cas. Monod (Eugène) a déjà répondu victorieusement aux attaques de Grégory, et il faut reconnaître avec lui que l'uréthrotomie interne est une opération bénigne ; quand elle est pratiquée suivant les règles établies par Guyon, l'opérateur ne doit pas craindre de voir apparaître des accidents qu'on s'est trop complu à montrer comme assez fréquents ; ils sont au contraire bien exceptionnels aujourd'hui. Écoutons plutôt ce que dit Desnos dans son ouvrage tout récent sur les maladies des organes génito-urinaires : « Les accidents sont des plus rares; l'hémorrhagie était fréquente autrefois, surtout avec l'instrument de Reybard (18 fois sur 34) ; on peut dire qu'elle n'existe plus depuis qu'on emploie une lame de petites dimensions, et qu'on évite les introductions successives ; sur 500 opérations, le professeur Guyon n'a eu que 5 hémorrhagies importantes, aucune d'elles n'a eu de suites fâcheuses; depuis l'époque où cette statistique a été faite, cette proportion de 1 % s'est de beaucoup abaissée [1]». Quant à l'infiltration d'urine, c'est un accident exceptionnel, et on l'évite surtout en introduisant une sonde de moyen volume, sensiblement inférieure à la surface de section des tissus divisés : Desnos recommande l'emploi d'une sonde de dimension moyenne pour que par son calibre trop considérable elle ne produise pas un déchirement, qui serait propre à favoriser l'infiltration.

Pour ma part, j'ai vu pratiquer à diverses reprises l'uréthrotomie interne par M. le professeur Tédenat, soit en ville, soit à l'hôpital, et je n'ai jamais vu cette opération suivie d'accidents sérieux ; M. Tédenat se sert de préférence de l'instrument de Maisonneuve. Tout le monde connaît aussi les beaux résultats fournis par cette opération au chirurgien de Necker.

[1] Desnos ; Traité élémentaire des maladies des voies urinaires, pag. 170.

A n'envisager que la gravité de l'acte opératoire, on a le droit de dire que les modes d'intervention peuvent être placés au même rang. La difficulté ne peut plus être ici reprochée à la section externe, car si par le procédé de Sédillot il arrive qu'on a des déboires dans la recherche du bout postérieur, le même fait ne peut plus se produire quand on opère sur un cathéter. L'opération de Syme est facile à pratiquer.

Puisque la gravité ou la difficulté de l'acte opératoire ne peuvent donner des motifs suffisants pour engager le chirurgien à s'adresser à l'une plutôt qu'à l'autre de ces méthodes, il convient de rechercher si ces motifs ne se trouveront pas dans les suites de l'opération.

On est obligé de reconnaître que le plus souvent le malade sur lequel on a pratiqué la section interne est délivré de la sonde, du troisième au cinquième jour ; qu'à ce moment il peut commencer à se lever et qu'il ne lui reste que le souvenir de son opération, quand les choses se passent très simplement ; à l'extérieur aucune plaie, la miction est facile, pour le malade c'est la guérison ; au bout de quelques jours on lui passera des bougies Béniqué, et dans la suite il se fera sonder de temps à autre ou apprendra à se passer lui-même des bougies pour entretenir le canal dilaté ; il faut bien en convenir, c'est là une opération dont les suites sont des plus simples.

Que se passe-t-il après l'incision externe ? Ici encore, le malade est porteur d'une sonde à demeure ; il a, en outre, une plaie béante au périnée qui suppure quand des fautes d'antisepsie ont été commises ; pendant un temps plus ou moins long, les urines s'écoulent par la plaie périnéale. Quelques chirurgiens partisans de la sonde à demeure la laissent jusqu'à vingt, trente et quarante jours ; pendant toute cette période, le malade reste couché ou sur un fauteuil, il est encore sous le coup de l'opération jusqu'à la fermeture de la plaie périnéale qui ne cicatrise souvent que vers la cinquième ou sixième semaine. Si, comme le font d'au-

tres opérateurs, comme je l'ai vu faire à diverses reprises dans
le service de M. le professeur Tédenat, la sonde n'est laissée que
pendant quatre ou cinq jours, on obtient un rétablissement plus
prompt, mais il faut bien toujours compter au moins vingt jours
pour avoir une cicatrisation complète de la plaie du périnée ;
disons enfin qu'un trajet fistuleux peut persister ; je crois cependant que cet ennui peut être presque toujours évité par un usage
modéré de la sonde à demeure.

Même en admettant que la guérison se fasse dans les meilleures
conditions possibles après l'incision externe, il faut reconnaître
que les suites opératoires sont de beaucoup plus simples après
l'incision interne. Aussi, pour traiter les rétrécissements au sujet
desquels s'est élevée cette discussion, voit-on la majorité des
chirurgiens s'adresser à l'uréthrotomie interne. Du reste, si dans
les hôpitaux il est souvent facile de déterminer les malades à
accepter une opération sanglante, il n'en est pas de même dans
la clientèle privée ; certainement le malade demandera à son
médecin si pour le soulager on ne pourrait employer un moyen
autre que l'incision du périnée ; force sera donc au médecin
d'indiquer la section interne ; il n'y a pas à s'abuser, le malade
n'acceptera presque toujours que cette dernière opération. C'est
une considération qui n'est pas négligeable et dont il faut tenir
compte. J'estime donc que les suites de l'acte opératoire font
pencher la balance en faveur de l'uréthrotomie interne ; il ne
faut par conséquent pas admettre, avec Grégory, que l'opération de
Syme doive dans tous les cas remplacer la section de dedans
en dehors.

Pour faire triompher sa cause, cet auteur invoque un argu-
ment dont je n'ai pas encore parlé, qui mérite d'être discuté à
son tour ; Grégory signale la fréquence des récidives à la suite
de la section interne et montre par de nombreux exemples que
la coarctation reparaît souvent très rapidement ; cela est vrai et
prouvé par l'observation de tous les jours ; il dit aussi qu'après

la section externe la récidive n'est pas la règle, ou que du moins elle survient beaucoup plus tardivement ; nous savons aujourd'hui que cette vue de Grégory est encore exacte, bien qu'elle ne ressorte pas d'une façon précise de son travail.

La Thèse de Phélip et ses travaux remarquables actuellement en cours de publication dans la *Revue de la Société de Chirurgie* [1] jettent un jour tout nouveau sur cette question. Je ne saurais mieux faire ici que d'analyser les travaux de cet auteur, car on y trouvera d'utiles enseignements.

Phélip a relevé toutes les observations d'uréthrotomie externe pratiquées par Ollier et en a réuni 31 cas. Il a recherché, interrogé examiné ces opérés ; voici quel a été le résultat de ses investigations.

Sur ces 31 cas, 3 opérés n'ont pu être retrouvés, 6 autres n'ont pas été directement examinés par Phélip, mais les renseignements qu'il a recueillis sur leur compte étaient parfois assez précis pour qu'il ait été tenté d'ajouter leurs observations à celles des opérés qu'il a vus lui-même ; néanmoins il les élimine, et, pour que son travail ne repose que sur des cas déjà anciens, il retranche 4 autres observations parce que les résultats observés sont encore trop récents.

Il reste donc 18 observations qu'il a pu compléter lui-même et pour lesquelles l'opération remonte au moins à cinq ans.

Dans le tableau suivant sont consignés le nombre des uréthrotomisés avec le nombre d'années qui s'est écoulé depuis la date de l'opération jusqu'au moment où Phélip les a examinés.

[1] Phélip ; Des résultats éloignés fournis par l'uréthrotomie externe dans les rétrécissements accusés de l'urèthre. In revue de chirurgie, janvier 1890, pag. 64, juillet 1890, pag. 577.

1	a été opéré depuis 5 années,
1	— 8 —
1	— 10 —
3	— 11 —
2	— 12 —
4	— 15 —
3	— 16 —
1	— 18 —
1	— 19 —
1	— 25 —

Le plus grand nombre des opérés, malgré le conseil qui leur en avait été donné, ou ne se sont jamais sondés, ou ont délaissé le cathétérisme après un temps plus ou moins long; à quelque condition qu'aient appartenu ces malades, presque tous ont finalement oublié cette recommandation. Aussi, Phélip pense-t-il que le chirurgien doit avoir de la tendance à pratiquer une opération capable de réaliser la cure rapide et définitive du rétrécissement; l'uréthrotomie externe lui paraît être celle qui donne le plus de garanties contre la récidive, même dans les cas où le cathétérisme est complètement délaissé. Il est amené à conclure ainsi après les résultats que lui ont donnés les dix huit malades revus par lui.

Il les divise en trois catégories :

Dans la première il range les malades qui après la sortie de l'hôpital ne se sont jamais sondés ; 7 sont dans ce cas, 5 n'ont jamais vu de récidive, et, au moment où Phélip les examine, l'un d'eux est opéré depuis vingt-quatre ans, deux depuis seize ans, les deux autres depuis quinze ans. Quant aux deux opérés chez lesquels il y a eu récidive, ils ont vu leur canal diminuer progressivement de calibre, et les premiers accidents urinaires se sont manifestés chez l'un sept ans, chez l'autre cinq ans après l'opération. Les 5 cas pour lesquels la guérison a été complète urinaient largement, n'avaient jamais présenté aucun accident, et leur canal admettait une bougie de Charrière du n° 23 au n° 27.

Ce sont là de brillants résultats et qui, pris dans la pratique du même chirurgien, ont une valeur considérable. Ces chiffres donnent comme moyenne 70 °/₀ de guérisons complètes, sans récidive, chez les opérés qui ne se sont jamais sondés après l'uré-throtomie externe.

Dans la deuxième catégorie Phélip classe ceux qui ne se sont passé des bougies que durant fort peu de temps après l'opéra tion ; il dresse le tableau suivant, qui comprend 7 nouveaux cas.

Obs.	I s'est sondé pend.	3 mois.	Nomb. d'ann. écoulées dep. l'op.	25.
III	—	7 mois.	—	19
V	—	1 an.	—	18
IX	—	15 jours.	—	16
XIV	—	2 mois.	—	11
XV	—	1 an.	—	11
XVIII	—	2 mois.	—	5

Chez aucun de ces opérés la récidive ne s'est produite ; chez tous on passait une bougie de Charrière, voisine du n° 21, si ce n'est chez le sujet de l'observation ix, qui ne s'est sondé que pendant quinze jours, son canal n'admettait qu'un n° 13, mais il n'avait jamais eu d'accidents urinaires depuis l'intervention.

Les 4 cas qui restent forment la troisième catégorie. Ces der-niers se sont toujours passé des sondes plus ou moins régulière-ment, aucun n'a vu survenir d'accidents, et chez tous la miction s'exécute par un jet fort et d'un volume à peu près normal.

Ces résultats sont très démonstratifs, ils prouvent que ceux qui entretiennent le calibre de l'urèthre après avoir subi la section de dehors en dedans ne sont pas exposés à voir la réci-dive apparaître ; que ceux qui n'ont recours au cathétérisme que durant peu de temps après l'opération en sont aussi à peu près complètement à l'abri ; et enfin que ceux qui négligent complètement de se passer des bougies s'exposent à la récidive, dans la proportion d'environ 30 %.

Avant les dernières publications dé Phélip, certains chirurgiens admettaient déjà que la cure radicale des coarctations de l'urèthre pouvait être obtenue par la section complète du rétrécissement pratiquée par voie externe ; Syme en était convaincu, Grégory le proclame dans sa Thèse ; M. le professeur Dubrueil, dans une leçon clinique faite à Saint-Éloi en 1888, nous disait : « L'uréthrotomie externe est dans nos salles une opération courante, et, je dois l'avouer, c'est une des opérations que je pratique le plus volontiers, parce que c'est une de celles qui, sans faire subir aucune mutilation au malade, sans lui faire courir de grands dangers, lui procurent une guérison que je suis presque tenté de regarder comme définitive. Je n'oserais pas affirmer que le résultat acquis par l'uréthrotomie externe est obtenu pour toujours, mais ce que je puis dire, c'est que je revois de temps en temps trois malades qui l'ont subie depuis sept, huit, dix ans et qui, je le sais, ont rapidement cessé de suivre la recommandation que je leur avais faite de se passer de temps à autre une sonde, et que je les entends m'assurer tous les trois que, nonobstant l'oubli de la précaution que je leur avais prescrite, ils n'en continuent pas moins à uriner à gros jet[1]. »

M. Tédenat m'a répété aussi bien des fois que plusieurs de ses opérés étaient dans les mêmes conditions ; néanmoins, avant les publications de Phélip, on n'avait que des données assez vagues, basées sur des observations isolées ; c'est à cet auteur qu'il faut attribuer le mérite de nous avoir fourni des renseignements plus précis sur cette question. Quand on a lu le résultat de ses difficiles recherches, on est bien amené à penser avec lui que la récidive ne survient pas « toujours fatalement si l'on n'a pas le soin de maintenir au moyen d'un traitement pour ainsi dire indéfini les

[1] Dubrueil ; Gaz. hebd. des sc. médic. Montpellier, 28 janvier 1888.

résultats que l'on a obtenus », comme l'écrivait Duplay dans son *Traité de pathologie externe*, en 1884.

Quand on vient de lire ce qui précède, on est bien tenté de revenir sur ce qui a été dit, et de se demander si, la section externe pouvant donner des résultats que l'incision interne est impuissante à fournir, il n'y aurait pas avantage à accorder la préférence à la première. J'avoue que dès le début, quand j'ai eu la première idée de ce travail, je voulais me montrer partisan de la section périnéale dans les cas de rétrécissement dont la dilatation ne pouvait triompher, et je pensais qu'on pouvait bien acheter au prix d'une convalescence un peu plus longue les garanties que donne l'incision externe contre la récidive ; cependant, après avoir sérieusement pesé le pour et le contre, il m'a paru qu'il y avait encore avantage à recourir tout d'abord à l'uréthrotomie interne, qui en définitive donne des résultats durables et nous met aussi à l'abri de la récidive, presque sûrement, quand on entretient le calibre du canal par le cathétérisme ; ce ne serait que sur le désir exprimé par le malade que le praticien devrait recourir à l'incision de dehors en dedans, parce que l'uréthrotomie interne a des suites d'une simplicité rare et que la section du périnée peut exceptionnellement exposer l'opéré à la persistance d'un trajet fistuleux.

En cas de récidive après l'incision interne, lorsque le point rétréci ne cédera pas à la dilatation, ou bien quand, une fois dilatée, la stricture reparaîtra avec rapidité, comme cela se produit dans les cas connus sous le nom de « rétrécissements élastiques », il y aura tout intérêt à s'adresser à la section externe ; une nouvelle uréthrotomie avec le Maisonneuve donnerait des résultats médiocres. Nous savons en effet depuis les travaux de Philips, de Reybard, de Guyon, que la guérison observée après l'uréthrotomie interne est obtenue de la façon suivante : l'urèthre, incisé sur sa paroi supérieure, dans une partie le plus souvent en bon état, présente une petite plaie de forme losangique, car grâce à l'élas-

ticité physiologique de leur tissu, les lèvres de la plaie sont
maintenues écartées l'une de l'autre, cet écartement est aussi
assuré par une sonde à demeure; sur cette surface libre se déposent
des exsudats plastiques qui constituent une cicatrice souple et
ténue. Le calibre du canal est ainsi agrandi aux dépens de sa
paroi supérieure, à laquelle s'est ajoutée une nouvelle pièce. On
n'a donc pas touché à la coarctation elle-même, et si la récidive
se produit, c'est grâce à ses progrès incessants en dépit du cathétérisme. Dans ces conditions, pourrait-on espérer beaucoup
d'une nouvelle incision de la paroi supérieure ! Ce n'est guère
probable, car désormais la lame de l'uréthrotome ne portera plus
sur un tissu souple, mais sur un tissu cicatriciel, qui ne s'écartera
pas suffisamment pour permettre à une pièce nouvelle de se
surajouter. Il sera alors rationnel de s'adresser à l'opération de
Syme et d'inciser le rétrécissement lui-même ; on y aura recours
d'autant plus volontiers qu'elle est d'une exécution facile et qu'elle
donnera au malade de sérieuses garanties contre la récidive
même tardive.

Il y a enfin une dernière catégorie de rétrécissements perméables pour lesquels l'incision externe offre tellement d'avantages sur les autres méthodes qu'elle doit leur être préférée. Ce
sont ceux qui s'accompagnent de trajets fistuleux au périnée.
On ne peut mieux faire que de demander au bistouri de modifier
ces derniers, et faisant d'une pierre deux coups on incise en
même temps la stricture, et on place une sonde à demeure. C'est
la pratique que suit ordinairement M. le professeur Tédenat; c'est
aussi celle que recommande M. le professeur Dubrueil ; le passage
de la leçon clinique que nous avons cité nous a montré en quelle
estime il tient la section périnéale appliquée à la cure des rétrécissements de l'urèthre. C'est dans cette même leçon qu'il rapporte
deux observations d'uréthrotomie externe qu'il pratiqua dans
deux cas de rétrécissements perméables ; voici quels furent les
motifs de sa détermination : «Il me parut illusoire, en raison des

fistules que nous avions sous les yeux, de persister dans la dilatation (commencée par le médecin ordinaire du malade); d'autre part l'uréthrotomie interne ne m'aurait pas permis de modifier ces tissus traversés par des trajets fistuleux, je résolus donc de recourir à l'uréthrotomie externe».

Il faut cependant reconnaître que, le cours normal des urines étant rétabli par l'incision interne, les trajets fistuleux récents guérissent d'eux-mêmes, ou bien à la suite de simples cautérisations ; la chose est réelle ; mais il est préférable, lorsqu'il y a des fistules anciennes qui seraient longues à guérir et que le périnée est le siège d'indurations, de recourir à une opération qui permet d'en finir plus rapidement sans être plus dangereuse, et à laquelle s'attache de plus un avantage considérable, celui d'empêcher la récidive plus sûrement que l'incision interne.

Si Voillemier voulait que l'uréthrotomie externe soit toujours contre-indiquée lorsqu'il est possible d'introduire une bougie dans l'urèthre, si petite qu'elle soit, il n'en est plus de même aujourd'hui, et la majorité des chirurgiens pratiquent la section périnéale toutes les fois que l'indication de modifier les tissus du périnée se pose nettement. M. Horteloup s'est montré le défenseur ardent de cette pratique dans les discussions qui se sont élevées à la Société de Chirurgie en 1886.

CHAPITRE III.

Du manuel opératoire et des soins consécutifs.

La difficulté de l'opération résidant surtout dans la recherche du bout postérieur, c'est le manuel de l'uréthrotomie sans conducteur que je vais exposer ; mais, avant d'écrire ce chapitre, je dois dire que je reproduis ici la pratique suivie par M. Tédenat, soit pour ce qui a trait à la façon d'opérer, soit pour ce qui concerne les soins consécutifs.

Le malade qui va être opéré est à jeun et a pris un purgatif salin le jour précédent. Un quart d'heure avant son arrivée à la salle d'opération, on lui a fait une injection hypodermique de 0^{gr},01 d'une solution d'atropomorphine destinée à faciliter l'anesthésie par le chloroforme. Tandis qu'un aide procède à l'anesthésie, un autre prépare le champ opératoire ; le périnée est d'abord lavé au savon noir, rasé, et enfin aseptisé par des lavages soignés avec du sublimé au 1/1,000, ou de l'alcool.

Quand il pratique l'uréthrotomie pour un cas de rétrécissement, M. Tédenat commence par enfoncer dans l'urèthre un cathéter cannelé sur sa convexité, il le pousse aussi loin que possible et le confie à un aide qui fait saillir sa pointe au périnée. Sur la ligne médiane, à égale distance des deux ischions, il pratique une incision qui va du point où arrive le bec de l'instrument jusqu'à 1 centim. en avant de la marge de l'anus ; les tissus sous-jacents sont ensuite coupés couche par couche, et, l'aponévrose périnéale superficielle sectionnée, un fil aseptique est passé dans chacune des lèvres de la plaie ; les chefs en sont confiés à deux aides qui tiennent légèrement écartés les bords de l'incision ; de cette façon, on a beaucoup plus de jour pour voir dans le fond de la plaie. Tous les tissus étant divisés jusqu'à l'urèthre, il ponctionne alors le canal sur l'extrémité du conducteur avec la pointe du bistouri, écarte les bords de l'incision, et cherche à voir la lumière antérieure du point rétréci, par où il essaye d'introduire une sonde en baleine ou un stylet flexible dans la vessie. Pour réussir, il importe d'avoir toujours sous les yeux une plaie nette et bien détergée, ce que l'on obtient par l'irrigation ou un tamponnement rapide avec des blocs d'ouate hygroscopique. En procédant ainsi, il arrive souvent qu'on pénètre dans la vessie avec une rapidité étonnante, quand on a affaire à des rétrécissements d'origine inflammatoire. Ce n'est malheureusement pas la règle, et surtout dans les cas de rétrécissements traumatiques la découverte de l'orifice postérieur nécessite quelquefois de longues et pénibles recherches ; c'est qu'en effet le trajet de l'urèthre au milieu des tissus indurés est loin d'être normal, il est disposé en zigzag et ne permet pas au stylet d'avancer. Dans ces cas, le chirurgien doit se garder d'inciser trop rapidement et sans méthode les tissus indurés ; comme le recommande Ollier, il faut aller progressivement, pas à pas. Un stylet étant engagé à l'orifice antérieur, par de petites sections du tissu induré, on arrive sur le conducteur ; ainsi libéré, celui-ci peut être manœuvré, poussé dans une autre direction ; on sectionne encore, et de cette manière, étape par étape, il arrive un moment où le stylet n'est plus arrêté et pénètre dans la vessie. Même en agissant avec cette prudence, on ne réussit pas toujours, car au lieu de suivre le trajet de l'urèthre vers la vessie, on peut n'arriver que dans un cul-de-sac ; c'est alors que la difficulté devient considérable, il faut revenir au point de départ chercher et suivre de la même façon un autre trajet ; ces recherches minutieuses finiront le plus souvent par être couronnées par le succès.

Si ces tentatives n'aboutissent pas, il faut se rappeler que

l'urèthre doit se trouver sur la ligne médiane au niveau du ligament de Carcassonne, et qu'il traverse ce ligament à 12 ou
14 millim. de l'arcade du pubis ; on cherchera donc à ce niveau,
et à moins que par suite d'une déchirure de l'aponévrose moyenne
les rapports n'aient été changés, il y aura beaucoup de proba-
bilités pour qu'on finisse par pénétrer dans la vessie. Dans un
cas où tous les efforts restaient infructueux, M. Tédenat a dû le
succès à l'emploi de ce moyen.

Quand toutes ces manœuvres échouent, il reste encore une
planche de salut à l'opérateur ; il faut faire uriner le malade ; ce
moyen est connu depuis longtemps, et Le Dran le recommandait
déjà à cette époque où la section externe brillait en France d'un
vif éclat avec les Colot, les J -L. Petit, les De La Faye. Si le cas
se présentait, il ne faudrait donc pas négliger d'y recourir ; ce
procédé a rendu des services à plus d'un chirurgien. Quand le
malade est endormi, certains auteurs recommandent d'exercer des
pressions sur l'hypogastre pour faire sourdre quelques gouttes
d'urine qui indiqueront l'orifice du bout postérieur ; cette conduite, dont le succès dépend de l'état plus ou moins variable de
réplétion de la vessie, est souvent infidèle. M. Ollier préférerait
éveiller le malade et l'engager à uriner. Pendant une opération à
laquelle j'assistais, M.Tédenat voulut suivre cette pratique, et nous
fûmes ce jour là témoin d'un fait curieux. Le malade fut vivement engagé à uriner, il essaya, mais en vain, de nous obéir ; pendant plus d'une demi-heure ; ce furent des efforts désespérés et
toujours impuissants ; il se produisait un phénomène d'inhibition
dû sans doute à l'état d'anxiété et d'angoisse qui s'était emparé
du malade, comprenant les difficultés de l'opération. En désespoir
de cause, il fallut le reporter à son lit, où aussitôt il urina très
abondamment par la plaie du périnée. Le lendemain et à plusieurs
reprises, mêmes tentatives, même impossibilité. Jamais il n'a été
possible de faire uriner cet homme dès qu'il a été placé dans la
position de la taille. Cet exemple est une preuve frappante de

ceci, à savoir: que, si la miction peut donner souvent de précieuses indications dans la recherche du bout postérieur, elle peut aussi tromper les espérances de l'opérateur et ne pas se produire.

Ceci nous amène à dire quelques mots sur la conduite qu'il faut suivre quand on ne peut arriver à faire pénétrer une sonde dans la vessie. Je ne m'arrêterai pas au procédé de Demarquay, que j'ai déjà signalé et que Hunter et Guthrie avaient aussi conseillé; nous savons qu'il consiste à aller découvrir la portion membraneuse en arrière du rétrécissement; aujourd'hui on s'adresse plus volontiers à une autre opération ; depuis que la taille hypogastrique est entrée dans les mœurs chirurgicales, depuis qu'on a pu se convaincre de la bénignité relative de cette opération, on a eu assez souvent recours à l'incision sus-pubienne de la vessie pour faire passer une sonde dans l'urèthre ; c'est l'opération connue sous le nom de cathétérisme rétrograde. Verguin, chirurgien de l'hôpital de la marine à Toulon, l'imagina en 1757, le jour où pratiquant une section périnéale immédiate il ne put faire pénétrer la sonde dans la vessie. Chassaignac l'a conseillé en 1854 ; Giraldès[1] l'a employé d'emblée dans un cas ou il lui était impossible de trouver le bout postérieur; depuis ces dix dernières anuées, les observations n'en sont pas rares, et je connais deux cas dans lesquels M. Tedenat y a eu recours ; je l'assistais dans la dernière de ces opérations, dont le succès a été complet. Il incisa l'abdomen sur la ligne médiane à $0^m,01$ au dessus du pubis sur une étendue de $0^m,07$ environ ; l'aponévrose du muscle droit fut sectionnée sur la sonde cannelée, et en coupant les tissus couche par couche on arriva sur la vessie, qui présenta sa paroi antérieure, grâce à l'introduction préalable dans le rectum du ballon de Petersen, dans lequel on avait injecté 360 gram. de liquide. On incisa alors la vessie dans une étendue de 1 centim. et demi, chaque lèvre fut confiée à un aide après qu'elle eut été saisie entre les mors d'une pince à forcipressure (dans d'autres cas, au

[1] Giraldès; Leçons sur les maladies chirurgicales des enfants, pag. 532.

cours d'une taille hypogastrique, M. Tédenat passe souvent et de préférence un fil dans les lèvres de la plaie vésicale) ; après quelques tentatives, il fut possible d'introduire un cathéter de moyenne dimension par l'orifice du col vésical, qui vint ressortir par l'orifice postérieur de l'urèthre dans la plaie du périnée ; une sonde molle en caoutchouc rouge, enfoncée par le méat et ressortant par l'orifice antérieur au périnée, fut coupée à son extrémité, assujettie sur le bec du cathéter, qui étant retiré entraîna la sonde dans la vessie ; là, celle-ci fut saisie avec une pince, amenée au niveau de la plaie extérieure, et à l'aide de deux fils passés dans l'œillet terminal dont les chefs furent assujettis sur l'abdomen avec du collodion on s'opposa à ce qu'elle pût sortir de la vessie, après quoi elle fut replacée dans cet organe. On installa le tube de Perrier, comme cela se pratique dans les opérations de taille hypogastrique.

Quand on pratique l'uréthrotomie externe d'emblée après les contusions graves de l'urèthre, il y a peu de modifications à ajouter dans les règles à suivre. Il faut savoir cependant que, comme le conseillent Cras, Guyon, Terrillon, il est inutile de pousser un cathéter dans le canal ; il pourrait réveiller une hémorrhagie ou produire des désordres plus graves ; on incise sur la ligne médiane dans toute l'étendue de la tumeur, on coupe les tissus couche par couche ; quand on a sectionné l'aponévrose périnéale superficielle sur la sonde cannelée et le bulbo-caverneux plus ou moins meurtri, on vide la poche de ses caillots avec le doigt, on déterge le foyer par d'abondantes irrigations antiseptiques, et on tâche de voir la solution de continuité de l'urèthre ; si la rupture est incomplète, on verra la paroi supérieure du canal et l'introduction d'une sonde se fera sans difficulté ; si la rupture a été totale, on s'aidera des points de repère déjà décrits, et on arrivera presque toujours. J'ai montré dans un chapitre précédent combien les difficultés de l'opération sont amoindries quand on intervient hâtivement.

Revenons au manuel opératoire dans les cas de rétrécissements infranchissables ; lorsqu'on a trouvé le bout postérieur, enfoncé un stylet ou une bougie jusque dans la vessie, tout n'est pas terminé ; c'est alors qu'il faut inciser le rétrécissement, franche-ment, dans toute son étendue ; pour accomplir ce temps de l'opération, on se sert avec avantage d'un long bistouri boutonné. La section des points rétrécis est d'une importance capitale ; si on oublie de couper une bride, on restera sous le coup d'une récidive probable ; quand des points d'induration siégeront sur la paroi supérieure du canal, on se trouvera bien de l'association de l'incision interne, pratiquée avec le Maisonneuve, et de l'inci-sion externe. M. Ollier et d'autres reconnaissent des avantages à cette conduite.

Si les tissus du périnée sont par trop indurés, convertis en de véritables masses fibreuses, comme je l'ai vu chez un malade opéré par M. Tédenat, on pourra exciser une partie de ces blocs résistants suivant la méthode de Bourguet (d'Aix).

Quand une hémorrhagie survient au cours de l'opération, on en a raison par la torsion des artérioles, la ligature ou le tampon-nement. Cet accident est assez rare, il peut survenir plus parti-culièrement quand on opère sur la région bulbaire, mais presque toujours les modifications qui se sont produites dans les tissus font que l'écoulement sanguin est modéré. Si on avait affaire à une hémorrhagie veineuse, on la combattrait avec avantage au moyen de la lame du thermo-cautère de Paquelin chauffée au rouge sombre.

Sonde à demeure. — Une fois l'urèthre incisé dans tous les points rétrécis, certains opérateurs commencent immédiatement le cathétérisme, et entretiennent le calibre du canal par des séances quotidiennes dans le but d'éviter ainsi tous les accidents imputables à la présence de la sonde. M. Sée, si on juge d'après ce qu'il a dit à la Société de Chirurgie (1886), recommande cette manière de faire. Il m'est impossible de bien apprécier ici cette méthode, cependant dans certains cas Gouley, Bron (de Lyon), n'ont pas mis de sonde et ont obtenu ainsi une guérison rapide ; toutefois, je crois que cette pratique ne compte pas beaucoup de partisans.

En ne raisonnant que d'après des vues théoriques, je pense que dans la majorité des cas le procédé de M. Sée doit donner des résultats peu satisfaisants, d'abord parce que le maintien d'une sonde à demeure au moins pendant quelques jours répond à des indications positives, et en second lieu parce qu'il me semble que dans beaucoup de circonstances le cathétérisme sera difficile ou impossible à exécuter ; on connaît des exemples dans lesquels il a été impraticable même lorsqu'on avait laissé une sonde à demeure pendant un temps considérable ; *a fortiori,* ce fait se produira-t-il plus souvent quand rien n'aura présidé à la direction et à la formation du nouveau canal. Du reste, dans certains cas, la présence de la sonde semble être d'une nécessité absolue ; comment pourrait-on obtenir quelque résultat par le cathétérisme, dans les cas de rupture totale de l'urèthre, lorsque les extrémités sont rétractées, écartées l'une de l'autre, situées souvent dans un plan différent ?

La sonde à demeure a pour but de parer à plusieurs inconvénients. Elle s'oppose d'abord au passage de l'urine sur les lèvres encore saignantes de la plaie, elle remplit surtout cet office pendant les premières vingt-quatre heures, car plus tard le col de la vessie se dilate et laisse passer facilement l'urine le long des parois de la sonde ; mais, à ce moment, la plaie du périnée est déjà protégée par l'apparition des bourgeons charnus et les phénomènes d'absorption urineuse ne sont plus à redouter, il pourra passer une partie des urines par la plaie sans qu'il en résulte de grands inconvénients.

La sonde sert encore à diriger le trajet de la formation du nouveau canal et à assurer l'uniformité de son calibre ; cette propriété est éminemment utile dans les cas de rupture complète lorsque les deux bouts sont éloignés, ou lorsque, après une déchirure considérable de l'urèthre, une grande partie des parois doit être refaite. C'est sur elle que s'agglutinent les bourgeons charnus, ils se moulent sur son contour d'une façon sensiblement uniforme, et le canal restauré sera, grâce à la sonde, dans la direction du canal primitif et d'un calibre suffisant; il est probable que les parois de ce nouveau conduit restent en tissu de granulations, cependant Cras prétend qu'au bout d'un certain temps l'épithélium s'étend jusque sur les couches nouvelles .

Il faut donc faire usage de la sonde, mais quelle espèce de sonde convient-il d'employer? La nature de l'instrument ne doit pas en effet laisser le chirurgien indifférent. Dans le service de M. Tédenat on emploie souvent une sonde molle en caoutchouc vulcanisé, partout connue sous les dénominations de sonde rouge ou sonde de Nélaton ; Verneuil, Guyon, Terrillon, en recommandent aussi l'usage ; c'est qu'en effet, entre toutes les autres, c'est elle qui réunit les meilleures conditions; composée avec un caoutchouc d'une finesse remarquable, elle n'irrite pas la muqueuse de l'urèthre et est bien supportée ; sa souplesse lui permet de se recourber légèrement dans la traversée périnéale et de reproduire ainsi une courbure analogue à celle de l'urèthre normal. M. Guyon pense avec raison que cette flexibilité excessive est un désavantage dans quelques cas; lorsque la vessie par des contractions un peu fortes repousse la sonde, il peut arriver que celle-ci n'éprouvant aucune résistance au périnée se plie en ce point et finisse par sortir de la vessie ; pour parer à cette éventualité, le chirurgien de Necker a conseillé d'enduire avec du collodion la partie de la sonde qui correspond à la portion pénienne sans dépasser l'angle périnéo-scrotal; cette partie fixe suffirait à empêcher l'issue de la portion postérieure. On s'oppose aussi fort bien à ce désagrément en bourrant légèrement la plaie avec de la gaze iodoformée maintenue avec un bloc d'ouate aseptique. Dès que la plaie commencera à se rétrécir, cette éventualité ne pourra plus se produire.

Les sondes en métal ou en gomme élastique ne permettent pas d'obtenir la courbure du canal que la sonde molle laisse subsister ; en outre, elles irritent la muqueuse de l'urèthre, qui les tolère difficilement; c'est surtout le fait des sondes en gomme, qui s'écaillent avec rapidité. Cependant ces dernières n'offrent pas l'inconvénient des sondes molles, elles ne sont pas chassées du canal, aussi M. Tédenat les emploie-t-il quelquefois sans qu'elles donnent lieu à aucun accident, à cause du peu de temps pendant lequel il les laisse à demeure.

Quand on place la sonde, il faut avoir soin de n'en laisser dépasser qu'une faible portion dans la cavité de la vessie ; si son extrémité pouvait heurter les parois de cet organe, dont la muqueuse est d'une exquise sensibilité, des accidents surviendraient, la vessie réagirait par des spasmes ou des contractions aussi violentes que douloureuses.

Ollier recommande d'employer une sonde de gros calibre, Phélip dit qu'il se sert d'un n° 18 à 22 de la filière Charrière ; Terrillon trouve qu'un n° 17 ou 18 est suffisant. C'est cette dernière grosseur qui paraît la plus convenable et est adoptée par la majorité des opérateurs, une sonde trop volumineuse a l'inconvénient de comprimer l'urèthre de dedans en dehors et par suite de l'irriter; c'est donc le calibre du canal qui doit diriger le chirurgien dans le choix du calibre de la sonde. Pour la maintenir, le moyen le plus simple, à la portée de tout le monde, consiste à l'attacher avec un lien de coton ordinaire; on serre le nœud à quelques centimètres du méat, en prenant soin de ne pas oblitérer la lumière de l'instrument, les chefs de ce lien sont ensuite fixés de chaque côté aux poils inférieurs du pubis ; l'extrémité de la sonde laissée ouverte est engagée dans l'encolure d'un urinal.

Combien de temps faut-il laisser la sonde à demeure? Si l'emploi de la sonde a des avantages, il a aussi des inconvénients, la médaille a son revers. Reliquet, dans un article de la *Gazette des hôpitaux* (1874), montrant les accidents que sa présence peut déterminer, cite l'ulcération et la perforation de la vessie, l'uré-thrite, l'orchite, les abcès peri-uréthraux, les spasmes du col.

Sans doute, en prenant les précautions qui ont été indiquées, on pourra toujours échapper aux accidents graves tels que l'ulcé-ration et la perforation de la vessie, mais quelques soins que l'on ait mis à choisir un bon instrument, à le bien placer, il est incon-testable que, si on le laisse longtemps, presque toujours surviendront des phénomènes d'uréthrite, des spasmes ou des abcès périnéaux qui laisseront souvent persister des trajets fistuleux.

« Les sondes à demeure, dit Velpeau, ont deux inconvénients sérieux : 1° Leur présence dans l'urèthre irrite les tissus, entretient la suppuration et l'écartement de la plaie ; 2° C'est une sorte de tige qui provoque presque toujours un léger suintement d'urine entre sa face externe et l'intérieur de l'urèthre. Or, le suintement suffit à lui seul pour rendre impossible la cicatrisation de la plaie qu'on cherche à guérir [1]. »

Puisque la sonde agit comme corps étranger, qu'elle est capa-ble de déterminer des accidents, de s'opposer à la cicatrisation rapide de la plaie, il importe donc de la supprimer dès qu'on pourra se passer de son concours.

Nous savons qu'après vingt-quatre ou quarante-huit heures, l'urine finit toujours par suinter entre les parois de la sonde et l'orifice du col ; à partir de ce moment on pourrait donc la con-sidérer comme nuisible, car elle fait que la plaie est constam-ment humectée par le contact de l'urine, ce qui devient une cause puissante de suppuration. Aussi voyons-nous certains chi-rurgiens ne laisser la sonde que pendant vingt-quatre heures. En 1855, Syme écrivait ces mots : « Un cathéter en argent sera placé dans la vessie par l'urèthre et laissé à demeure pendant quarante-

---

[1] Maladie de la prostate. Velpeau, Dict. de Méd. tom. XXVI, 1842.

huit heures, mais jamais plus longtemps [1]». Keyes et Van Buren [2] ne dépassent jamais vingt-quatre heures et trouvent qu'en agissant ainsi la cicatrisation est plus rapide.

Cependant, après le premier ou le second jour, la production des bourgeons charnus n'est pas encore suffisante pour que le canal soit bien moulé, et avant d'enlever la sonde il est utile d'attendre que le moule uréthral soit bien formé, sans quoi on s'exposerait à ne pas pouvoir faire passer de bougies dans la vessie. Il est bien difficile d'indiquer d'une façon précise à quel moment sera obtenu ce résultat, car l'urèthre se reformera d'autant plus vite que les lésions seront moindres ; il est évident que si les deux extrémités rompues sont éloignées de 1 ou 2 centim., la réparation sera moins rapide que dans les cas où il n'y a qu'une déchirure de la paroi inférieure ; donc le temps nécessaire à la restauration du canal variera avec le plus ou moins d'étendue de la lésion, et, le principe de la sonde à demeure pendant peu de jours accepté, la conduite du chirurgien pourra varier quelque peu avec chaque cas particulier.

Toutefois, si on veut donner un chiffre, on peut accepter que dans le plus grand nombre de cas on peut enlever la sonde au cinquième jour. Cras admet qu'à ce moment la reconstitution du canal est assez avancée pour que le cathétérisme soit suffisant pour entretenir la dilatation. Richet, Bœckel, Guyon, insistent aussi sur ce point et professent la même opinion.

Il est bien rare que M. Tédenat, dans son service, laisse la sonde pendant plus de cinq jours. Depuis qu'il suit cette pratique il a pu constater ses avantages et me les a indiqués à diverses reprises ; c'est ainsi que souvent dès le dixième jour il ne passe plus une goutte d'urine par la plaie périnéale, la cicatrisation est obtenue beaucoup plus rapidement, et la persistance d'un trajet

---

[1] Syme ; On Stricture and fistula in perineo,, 2e édit. Edimburgh, 1855, pag. 23.
[2] Urinary Diseases. Philadelphia, 1883.

fistuleux est tout à fait exceptionnelle, tandis que cet accident se produit souvent quand on laisse la sonde pendant un temps plus long.

En résumé, l'usage de la sonde pendant une courte durée, quatre, cinq, six jours en moyenne, permet de profiter des avantages qu'elle procure et met à peu près sûrement à l'abri des complications que son long séjour détermine.

Il ne faudrait pas croire cependant que tous les chirurgiens suivent cette pratique, il y en a encore un grand nombre qui laissent la sonde pendant tout le temps qu'elle est bien supportée par le malade, et bien des fois, en prenant les précautions voulues, on arrive à la faire tolérer durant de longs jours sans qu'aucun accident se produise. S'il y avait un intérêt quelconque à laisser la sonde, je comprendrais qu'on recherchât par tous les moyens possibles de faire tolérer l'instrument par le canal ; mais, du moment où le conduit urinaire est réformé, je ne vois plus aucune utilité dans la présence de la sonde ; au contraire, bien qu'elle soit supportée à merveille, elle est toujours nuisible, car la cicatrisation se fait moins vite, et on s'expose beaucoup plus à la persistance d'une fistule.

Phélip, qui accepte que l'intolérance de la sonde par le canal est la seule indication de son ablation, dit qu'Ollier la laisse dans le seul but de calibrer l'urèthre, mais le même résultat ne serait-il pas obtenu par le passage quotidien des bougies Béniqué ? Cet auteur pourrait nous objecter peut-être que la sonde laissée peu de temps est une garantie moins sérieuse contre la récidive, mais on pourrait répondre à cette objection par une observation empruntée à sa Thèse. Il s'agit d'un malade qui après une uréthrotomie externe ne put pas supporter la sonde, elle fut enlevée au bout de vingt-quatre heures, et on se contenta de passer tous les jours des bougies Béniqué. Quand il indique les résultats éloignés, Phélip dit que, sorti guéri de l'hôpital, ce malade ne se sonda jamais, et, douze ans après l'opération, la miction ne s'en faisait pas moins très bien.

En dehors de ce qui a trait à la sonde à demeure, les soins post-opératoires que M. Tédenat donne à ses malades sont des plus simples : il se contente de faire des lavages de la plaie périnéale une ou deux fois par jour, soit avec de l'eau boriquée à 30 °/₀₀, soit avec de l'eau créolinée ; il fait mettre environ une ou deux cuillerées à café de créoline dans un litre d'eau bouillie. Chaque lavage est suivi d'un saupoudrage avec de l'iodoforme, de la gaze iodoformée est mollement arrangée dans la plaie, et un bloc d'ouate antiseptique par-dessus complète ce pansement des plus simples, renouvelé à chaque lavage.

Quand il y a indication, c'est-à dire lorsque la vessie est enflammée et que les urines contiennent du muco-pus, on pratique des lavages de cet organe au moyen de la sonde. Grâce à ces soins antiseptiques, les plaies ne suppurent pas et guérissent très vite.

Lorsque la sonde a été enlevée, on pratique immédiatement, ou au plus tard un ou deux jours après, le cathétérisme avec des bougies de Béniqué ; avant d'y procéder, on flambe régulièrement chaque bougie à la lampe à alcool, et l'extrémité est enduite de vaseline iodoformée. Au début, tant que le malade n'est pas habitué à l'introduction de la sonde, on lui recommande de se tenir chaudement, le jour où on pratique le cathétérisme, de ne pas faire d'imprudence en s'exposant au froid, et on lui ordonne une infusion de tilleul coupée avec du rhum.

Grâce à ces soins bien exécutés, les opérés de M. Tédenat ont eu des suites opératoires d'une simplicité remarquable. La lecture des observations convaincra le lecteur mieux que de longues dissertations.

Je ne puis complètement passer sous silence, en terminant ce chapitre, ce qui a trait à la suture de l'urèthre ou de la plaie du périnée après la section externe[1]; c'est une question qui ne manque pas d'intérêt, elle est toute d'actualité.

Nous avons vu, dans la période de début de l'uréthrotomie externe, Jean de Solingen et Edward Molins employer la suture de la plaie périnéale, mais ces exemples ne furent pas suivis. C'est à un chirurgien de Zurich, Kauffmann, que sont dus les premiers efforts tentés en faveur de la suture ; il produisit artificiellement des ruptures complètes de l'urèthre sur des chiens, puis réunit les deux extrémités ; souvent les résultats furent favorables; Kauffmann fut amené à penser que la même pratique pourrait être suivie chez l'homme et, comme pour les plaies contuses ordinaires, il conseille d'enlever les parties trop meurtries, de passer un cathéter dans l'urèthre, de suturer exactement les bords de la muqueuse avec du catgut et d'enlever le cathéter[2]. Dans ses expériences, trois semaines après l'opération, le tissu cicatriciel ne formait plus qu'une petite saillie insignifiante.

Dans un article du *Lyon médical* (20 mai 1885), Daniel Mollière recommande cette pratique dans les cas de rétrécissements anciens, après qu'on a incisé les parties indurées.

Lucas-Championnière, partisan énergique de la suture a obtenu de beaux succès qu'il lui attribue; entre autres il cite un cas dans lequel, au dix-septième jour, la guérison était complète.

Je n'ai ici l'intention ni de blâmer, ni de louer ce procédé ; il a ses partisans et ses détracteurs ; il n'est pas douteux que dans certains cas spéciaux la suture n'ait ses indications. M. le professeur agrégé Forgue l'a employée avec un plein succès, et dans quelques cas il la croit propre à hâter la guérison. L'observation x communiquée par M. Tédenat est aussi très probante et fait ressortir son utilité; il ne faut pas la rejeter ou l'accepter d'une

[1] J'ai déjà dit qu'un de mes amis faisait de ce point particulier le sujet de sa thèse inaugurale, je me contente de signaler ce côté de la question sans l'approfondir.

[2] Dict. Encycl., article Arèthre.

façou systématique, et la Thèse qui en posera les indications fera œuvre utile. Cependant M.Tédenat n'y a, généralement pas recours l'usage modéré qu'il fait de la sonde à demeure lui permettant d'obtenir une cicatrisation aussi rapide qu'après la suture ; et il semble inutile, le plus souvent, d'ajouter un temps de plus à une opération qui dure quelquefois beaucoup trop longtemps.

OBSERVATIONS.

Un des principaux motifs de ce travail étant de montrer combien i est utile de ne laisser la sonde à demeure que pendant peu de temps, il m'a paru utile de grouper ici toutes les observations recueillies dans le service de M. Tédenat. Les réflexions qui suivent l'observation proprement dite sont destinées à mettre en lumière les enseignements qui se dégagent de chacune d'elles.

PREMIÈRE OBSERVATION. (Personnelle. Inédite.)

Service de M. le professeur Tédenat. — Salle Bouisson, n° 24.

Fracture du bassin (pubis) accompagnée de rupture de l'urèthre. — Uréthrotomie externe secondaire 7 semaines après l'accident — Impossibilité de maintenir le caral dilaté à cause de la déviation du canal. — Nouveaux accidents et nouvelle uréthrotomie. — Le bout postérieur ne peut être retrouvé. — Cathétérisme rétrograde. — Sonde à demeure 7 jours. — Suite des plus simples. — Guérison complète rapide.

Le nommé Pierre V..., journalier, domicilié à M..., entre à l'hôpital le 8 septembre 1889.

C'est un homme de 28 ans, bien constitué, sans tare physiologique, pas de maladie antérieure importante. Pas de blennorrhagie.

Le 7 septembre 1889, il a été pris par un éboulement et comprimé entre un talus et un mur écroulé ; ce n'est qu'après une heure de travail qu'il put être dégagé ; mais il ne peut marcher, éprouve de violentes douleurs dans le bassin, le lendemain il est porté à l'hôpital.

Le malade n'a pas uriné depuis la veille ; on constate une fracture du bassin et notamment une fracture portant sur la branche verticale du pubis gauche ; les esquilles osseuses ont guillotiné, déchiré l'urèthre ; tumeur périnéale du volume d'une noix ; comme la miction, le cathétérisme ne peut être pratiqué d'emblée ; après quelques hésitations, une sonde peut enfin être introduite dans la vessie et permettre l'évacuation d'urines très rouges, sanguinolentes ; l'urèthre recouvre en partie sa perméabilité.

Le 11, cathétérisme impossible, on n'insiste pas pour y réussir ; on constate la formation d'abcès urineux siégeant à la partie interne et supérieure de la cuisse gauche ; en relevant la cuisse et comprimant l'abcès, le malade parvient à le vider petit à petit par la voie uréthrale. — Le 23 octobre, l'abcès urineux se perce spontanément, et l'urine s'échappe par ce nouveau trajet ; il ne passe plus une goutte d'urine par la verge. — Les urines de ce malade sont normales ; aussi, bien que les tissus soient restés longtemps en contact avec l'urine, depuis le commencement de l'infiltration remontant au 11 septembre, on n'a remarqué aucun des signes de l'intoxication urineuse ; jusqu'au 5 octobre, les urines étaient encore un peu rouges, elles sont de coloration normale depuis cette date.

En somme, au moment où M. le professeur Tédenat prend le service, l'état général du malade n'est pas mauvais : les mouvements sont très douloureux par suite de la fracture du bassin ; le malade urine par son trajet organisé aujourd'hui. — Le cathétérisme est impossible, la sonde vient buter contre un fragment du pubis.

Traitement intérieur : Tous les jours 3 cachets contenant : naphtol 0gr,30, sulfate de quinine, 0gr,10.

30 octobre. Le malade a été purgé hier. — Ce matin, uréthrotomie externe. — Anesthésie chloroformique, précédée d'une injection de 0gr,01 d'atropomorphine : après l'incision et la dissection des couches du périnée, le bout postérieur de l'urèthre est trouvé avec assez de facilité (urèthr. sans conducteur) ; par le bout postérieur on introduit dans la vessie une sonde en caoutchouc dont le bout antérieur, enfoncé sur le bec du cathéter, est retiré avec ce dernier et ramené en dehors du méat. — Lavages boriqués, poudre d'iodoforme, tampon mollet de gaze iodoformée.

31. Le malade se trouve bien, pas de fièvre, pas de vomissements ; l'urine s'écoule en partie par la sonde fixée aux poils du pubis, en

partie par la plaie périnéale. — Faire tous les jours un lavage de la vessie et de la plaie périnéale avec de l'eau créolinée.

11 novembre. Jusqu'à ce jour, rien de particulier n'est survenu, la sonde ne fonctionne plus aujourd'hui, elle est probablement obstruée par des mucosités, un peu de muco-pus entre la sonde et le méat. — La sonde, enlevée pour être nettoyée, ne peut plus être replacée ; à la suite des nombreuses tentatives du cathétérisme pratiquées ce matin, le malade éprouve dans l'après-midi un frisson d'une violence considérable. — On a administré 1 gram. de sulfate de quinine.

12. La fièvre est complètement tombée ce matin, le malade éprouve seulement un peu de lassitude. — Bien que la sonde soit enlevée, on continue les lavages créolinés de la vessie, en introduisant la canule de l'injecteur dans l'extrémité supérieure du canal. Le liquide ressort assez propre, presque entièrement par la verge.

14. Le malade urine entièrement par la verge.

16. Le cathétérisme est encore essayé mais sans résultat ; il n'est plus sorti d'urine par la plaie.

21. On constate la formation d'un nouvel abcès urineux à la partie interne et supérieure de la cuisse gauche, l'urine s'y accumule, et le malade vide sa poche en la comprimant, l'urine sort en bavant par le méat.

26. Cet état persiste et le malade vide toujours sa poche en la comprimant. C'est en vain qu'on essaye de toutes façons de pratiquer le cathétérisme, soit avec une sonde molle, soit avec une petite bougie dont on modifie la courbure de diverses manières.

27. Le malade a éprouvé de vives douleurs pendant la nuit au niveau de l'abcès urineux qui s'est percé spontanément à six heures du matin, le malade se sent aussitôt soulagé, l'abcès donne issue d'abord à un peu de muco-pus, puis à de l'urine.

28. Le malade urine mi-partie par la poche, mi-partie par le canal.

3 décembre. La poche s'efface, la cicatrisation de l'orifice est en bonne voie, le malade urine totalement par la verge.

6. Depuis le 5 au soir, la poche donne issue à quelques gouttes d'urine, mais la plus grande partie est expulsée par la verge.

12. Depuis avant-hier, la poche ne laisse plus couler de l'urine, qui repasse en totalité par la verge. — L'état général du malade est très satisfaisant.

On supprime les cachets de naphtol et quinine.

20. L'état général est toujours bon, l'urine s'écoule toujours par le canal ; la fracture du bassin n'est pas entièrement consolidée, la flexion forcée de la cuisse sur le bassin provoque d'assez vives douleurs.

5 janvier. Analyse des urines du 4 janvier (24 heures) : Quantité 1,175 centimètres cubes ; D. 1,026 ; R. acide ; traces d'albumine ; pas de sucre ; urée par litre 18 gram.

11. Le malade éprouve de vives douleurs dans le testicule gauche, la miction est pénible et détermine des tremblements convulsifs du corps tout entier. Le cathétérisme est toujours impraticable.

13. Purgatif salin hier, uréthrotomie externe sans conducteur, anesthésie chloroformique impossible ; on ne peut obtenir la résolution malgré des doses considérables de chloroforme ; le malade est dans un état de contracture, de résistance considérables. Incision périnéale et dissection des tissus, le bout postérieur de l'urèthre ne peut être retrouvé ; le canal, déplacé par les fragments osseux, n'est plus situé normalement ; la région est aussi sillonnée par les trajets fistuleux divers dus à l'infiltration de l'urine. C'est en vain qu'on essaye de faire uriner le malade, il ne peut y réussir. — Lavages créolinés ; poudre d'iodoforme ; gaze.

14. Le malade s'est trouvé fatigué hier ; nausées, vomissements dus aux doses considérables de chloroforme qu'il a dû absorber ; pas de température élevée ; hier soir, 37°,5 ; ce matin, 37°,8.

Dès qu'il a été sur son lit, le malade a uriné par la plaie du périnée.

15. Apyrexie ; les vomissements ont cessé ; le malade ne souffre pas. — Laver la plaie à l'eau créolinée tous les jours.

18. Le malade est porté à la salle d'opération, dès qu'il est sur la table (très impressionnable) il lui est absolument impossible d'uriner, d'où l'impossibilité de retrouver le bout postérieur.

25. On est amené à pratiquer le cathétérisme rétrograde par la taille hypogastrique. Le malade a été purgé hier et a pris un grand lavement.

Le pubis est rasé. — Lavage antiseptique de la région (eau phéniquée, éther). Chloroformisation après injection préalable de 0gr,02 d'atropomorphine.

Introduction du ballon rectal de Petersen, dans lequel on injecte 360 centimètres cubes de liquide. Il va de soi que rien ne peut être injecté dans la vessie.

Incision sus-pubienne sur la ligne médiane de 8 centimètres environ ; incision de l'aponévrose sur la sonde cannelée, dissection des tissus ; on arrive sur la vessie, qui est incisée et se vide de son urine. Chaque lèvre de la vessie est saisie entre les mors d'une pince à forcipressure, qui permet de maintenir béante l'incision vésicale. Un gros cathéter ne pouvant s'engager dans le canal par l'orifice interne du col vésical, on y introduit un cathéter de moyenne dimension, qui ressort par l'extrémité extérieure de la portion postérieure du canal. Une grosse sonde molle en caoutchouc rouge est introduite par la verge, ressort à l'extrémité de la partie antérieure du canal, est coupée à son extrémité inférieure au voisinage de l'œillet latéral, et est fixée sur le bec du cathéter qui, retiré par la vessie, entraîne la sonde dans la cavité vésicale ; elle y est saisie avec une pince à fixation courbe, et ramenée au niveau de l'abdomen ; on passe un fil par l'œillet et l'orifice terminal de la sonde ; ce fil est noué et fixé au dehors (collodion) sur la paroi abdominale ; l'extrémité de la sonde est replacée dans la vessie.

Incision de l'urèthre postérieur avec l'uréthrotome de frère Come. Cette incision est faite sur la partie gauche, au niveau du bec prostatique, et sur la région membraneuse.

Introduction du tube de Périer par la plaie vésicale ; il est fixé par un point de suture passant par la lèvre gauche de la plaie abdominale, transperçant le tube et ressortant par la lèvre droite. Un fil est, en outre, passé dans chacune des lèvres de l'incision vésicale, tendu et fixé (collodion) sur l'abdomen. Deux points de suture seulement à la partie supérieure de l'incision abdominale. Au cours de l'opéra· tion, on fait de nombreux lavages à l'eau boriquée.

Pansement, poudre d'iodoforme, gaze, ouate ; on laisse un orifice pour le passage du tube de Périer ; l'un des conduits du tube plonge dans un bocal, l'autre est libre et sert à pousser les injections pour les lavages de la vessie.

Potion avec : Garus 30 gram.; laudanum X gouttes ; sp. d'écorce or. am. 30 gram.; eau 90 gram.

26. Le tube et la sonde fonctionnent très bien ; le malade éprouve constamment le besoin d'uriner, sensations d'ardeur au niveau du gland. A l'exception de quelques vomissemens dus au chloroforme, hier soir, le malade n'a rien présenté de particulier. T. 37° hier soir.

28. La Temp. varie entre 37 et 38° ; légères douleurs, picotements

au niveau de la plaie, les envies d'uriner persistent ; l'appareil fonctionne bien. Le pansement n'est pas souillé. — On pratique tous les jours un lavage boriqué de la vessie.

29. Le pansement est renouvelé ; la plaie a très bel aspect.

31. On donne au malade 40 gram. de sulfate de magnésie, il n'est pas allé à la selle depuis quatre jours, il a l'haleine un peu fétide.

2 février. Le tube de Périer, qui a toujours bien fonctionné, est enlevé, ainsi que la sonde uréthrale ; on enlève en même temps les deux points de suture de la plaie abdominale. Cathétérisme avec des Béniqué ; on passe successivement les nᵒˢ 40, 45, 48, 52.

Le pourtour de la plaie abdominale est frictionné avec de la vaseline iodoformée, pour s'opposer au contact irritant de l'urine ; on met simplement un peu de gaze et d'ouate sur la plaie, sans bandes.

3. Pendant quelques mictions, le malade urine entièrement par la verge ; d'autres fois, il s'écoule un peu d'urine par la plaie périnéale, qui se cicatrise rapidement. Les sensations douloureuses ressenties au niveau du gland se sont atténuées progressivement, et aujourd'hui le malade ne souffre plus.

4. Béniqué : nᵒˢ 45, 48, 49. Le méat, qui avait admis un nᵒ 52, admet avec peine le nᵒ 49.

7. Béniqué : nᵒ 48. Le malade urine entièrement par la verge ; la plaie périnéale est parfaitement cicatrisée.

10. Nᵒˢ 46, 48.

12. Nᵒˢ 46, 48, 50. La plaie abdominale est cicatrisée.

On passera tous les matins un nᵒ 48, et on apprendra au malade à se sonder lui-même.

Remarques. — On peut tirer de multiples enseignements de cette observation ; dans ce cas, qui peut être regardé comme grave, on n'a eu recours qu'à l'uréthrotomie secondaire, parce que d'une façon ou d'une autre le malade a pu vider sa vessie peu de temps après l'accident, mais cela grâce à l'apparition d'abcès urineux. On peut croire qu'une uréthrotomie d'emblée aurait probablement permis d'éviter ces complications. Cependant on a été presque autorisé à différer l'opération à cause du bon état général du malade ; les abcès urineux n'ont pas produit d'accidents généraux, ce qui prouve que l'urine normale

6

---

est bien tolérée par les tissus et n'est pas prompte à produire des phénomènes d'intoxication.

En raison des désordres considérables qui existaient au périnée, on a laissé, après la première uréthrotomie la sonde à demeure jusqu'à ce que, au douzième jour, son obstruction nécessitait son ablation ; mais, le cathétérisme ayant été impossible, à cause de la déviation imprimée à l'urèthre par les fragments osseux déplacés, on fut obligé de recourir à une nouvelle opération motivée par l'apparition de nouveaux accidents, le calibre du canal n'ayant pu être entretenu. C'est alors qu'on pratique le cathétérisme rétrograde le 25 janvier ; le septième jour, on enlève la sonde, tout se passe dès lors avec une rare simplicité, on passe immédiatement des bougies Béniqué ; au douzième jour, toute l'urine passe par la verge et le dix-neuvième les plaies périnéale et abdominale sont entièrement cicatrisées.

Donc, en deux semaines et demie après une double opération, la guérison a été complète dans un cas où le périnée était le siège d'abcès urinaires et de trajets fistuleux.

OBSERVATION II (Personnelle.— Inédite).

Service de M. le professeur TÉDENAT. — Salle Bouisson, n° 6.

Rupture de l'urèthre. — Rétrécissement traumatique avec trajet fistuleux. — Uréthrotomies externes multiples. — Guérison assurée et complète quand tous les points rétrécis ont été complètement sectionnés.

Le nommé Jean-Louis M..., domicilié à V... (Gard), entre à l'hôpital le 14 novembre 1889.

C'est un homme de 43 ans ; rien de particulier à noter au point de vue de sa santé générale.

En juin 1886, il reçut un coup de corne de taureau dans la région périnéale, sur la partie médiane, entre le scrotum et l'anus à l'endroit même où on fait l'incision de la taille, l'urèthre fut déchiré au niveau de sa partie prostato-membraneuse ; pendant huit mois le malade urina par cette plaie, qui se cicatrisa très lentement, petit à petit, et laissa enfin un trajet fistuleux par où s'écoulait toute l'urine. On ne pouvait pas sonder le malade ; le cathétérisme, tenté à diverses reprises, avait toujours été impossible.

En juin 1887, exactement un an après l'accident, M... entre au service chirurgical à l'hôpital Saint-Éloi. On fait alors une uréthrotomie externe. Après cette intervention, le malade urine par le canal et sort guéri de l'hôpital. Six mois après, la fistule se rétablit, et en novembre 1888 il subit une nouvelle opération (uréthrotomie externe), les résultats sont moins efficaces que la première fois, et à sa sortie de l'hôpital le malade urine toujours par la fistule.

Enfin, le 14 novembre 1889, le malade rentre pour la troisième fois à l'hôpital. A ce moment, le cathétérisme ne peut plus être pratiqué, le rétrécissement est infranchissable, toutes les urines passent par la fistule.

18 décembre. Uréthrotomie externe; piqûre d'atropomorphine 0gr,01, anesthésie chloroformique difficile à obtenir, le malade se contracture avec force et rend l'opération très pénible ; on cesse la chloroformisation et on continue à l'opérer ; il supporte assez patiemment l'intervention : Introduction d'un cathéter dans le canal aussi loin que possible, on sent le bec vers le milieu du périnée; l'incision périnéale est faite à partir de la naissance des bourses ; dissection des tissus ; le bout postérieur de l'urèthre est facilement reconnu, et par cette extrémité on introduit une sonde dans la vessie, l'extrémité antérieure de cette sonde en caoutchouc est engagée sur le bec du cathéter et ramenée à l'orifice de l'urèthre en retirant le cathéter. Deux points de suture à la partie postérieure de la plaie. Au cours de l'opération on a abondamment irrigué à l'eau créolinée : poudre d'iodoforme, gaze, ouate.

19. Le malade n'a pas de fièvre, la température était hier soir 37°. Le malade se trouve bien et demande à manger; il urine par la sonde en caoutchouc fixée aux poils du pubis et par la plaie. Tous les matins on fera un lavage de la plaie.

20. On note un épanchement sanguin dans le scrotum, qui est œdématié ; rouge vineux ; on fait supporter les bourses sur un coussinet.

22. La sonde est enlevée ainsi que les deux points de suture : l'œdème des bourses disparaît ainsi que la coloration brunâtre.

23. L'état général du malade est resté très bon ; presque toute l'urine passe par la plaie, très peu par le canal. C'est en vain qu'on essaye de pratiquer le cathétérisme.

24. Le cathétérisme est impossible, une valvule crée encore un obstacle infranchissable. L'épanchement des bourses est entièrement résorbé, le scrotum est encore légèrement teinté en brun.

28. Nouvelle intervention, par la plaie qui n'est pas encore entièrement cicatrisée ; on arrive sur le canal, avec les ciseaux, le bistouri, on sectionne la valvule qui oblitère l'urèthre en totalité, une sonde est introduite dans la vessie et ramenée au méat comme cela a été pratiqué dans la dernière intervention.

29. Pas de température notable. Le malade ne se plaint de rien ; il urine à la fois par la sonde et par la plaie.

3 janvier. On a pratiqué tous les jours le lavage de la plaie, soit à l'eau boriquée, soit à l'eau créolinée; la miction se fait bien par la sonde; elle est enlevée, le cathétérisme est immédiatement pratiqué, il est possible mais pénible. Enfin on passe un n° 48 (Béniqué); on sent très bien le point où se trouvait la valvule qui se reformerait certainement avec rapidité, aussi le cathétérisme sera pratiqué tous les jours.

4. Béniqué n°s 48-50. On sent que la valvule offre une résistance considérable, pour réussir le cathétérisme, il faut franchir la valvule ; en retirant la bougie on sent la résistance considérable qu'elle présente. Le malade urine à la fois par la verge et par la plaie, c'est même par cette dernière issue que s'écoule le plus d'urine.

10. Le cathétérisme (n° 50) est régulièrement pratiqué tous les matins, et la bougie est laissée pendant demi-heure à une heure.

14. La quantité d'urine émise par le canal augmente sensiblement.

21. La plaie est presque entièrement cicatrisée, le malade remarque que, s'il la tient fermée en comprimant en ce point même assez légèrement, toute l'urine passe par le canal. Irriguer régulièrement la plaie tous les matins pour favoriser la cicatrisation.

24. La presque totalité des urines passe par le canal. Le malade peut se sonder lui-même et se passera tous les matins le n° 50 (Béniqué).

12 février. L'urine sort entièrement par le canal, quelquefois une goutte ou deux viennent sourdre au périnée.

16. La fistule périnéale est entièrement fermée, le malade sort guéri de l'hôpital, la miction se fait normalement.

M. Tédenat a eu des nouvelles de ce malade il y a quelques mois, le canal a été maintenu dilaté, et il ne s'est pas reproduit de trajet fistuleux.

Remarques. — Il ressort de cette observation qu'il est d'une importance capitale de sectionner complètement tous les points rétrécis, si on veut échapper à une récidive prompte.

On voit que, si les premières interventions que nous n'avons pas vu pratiquer ont été suivies de récidive de la fistule, la cause doit assurément en être attribuée à la persistance de quelque bride qui gênant la miction favorisait la reproduction du trajet fistuleux ; le même phénomène se serait sans doute produit si après la dernière uréthrotomie on n'avait, quelques jours plus tard, incisé la bride cicatricielle qui se préparait encore à obstruer sous peu le canal.

La tendance que la bride sectionnée paraissait avoir à se reproduire montre que, si quelquefois (le cathétérisme étant abandonné après l'opération) il ne se produit pas de récidive (70 %), il y a cependant certains rétrécissements qui ne sauraient se contenter de la simple incision ; le passage de bougies Béniqué est alors d'une nécessité absolue ; aussi faut-il toujours continuer à en conseiller l'emploi après l'opération.

Dans ce cas, la cicatrisation a été complète au bout de sept semaines, après la dernière intervention; la fistule n'existait plus, la sonde avait été enlevée le sixième jour.

OBSERVATION III (Personnelle. — Inédite)

Service de M. le professeur TÉDENAT (Blessés payants).

Rupture de l'urèthre. — Un médecin traite le malade par la ponction vésicale au début, au 6ᵉ jour on fait une uréthrotomie externe dont la nécessité s'impose, on laisse une sonde à demeure pendant 40 jours ; enlevée, le cathétérisme est impossible. — Rétrécissement rapide, rétention, fièvre urineuse. — Entrée du malade dans le service de M Tédenat.— Uréthrotomies interne et externe combinées. — Sonde à demeure 9 jours. — Guérison complète au bout d'un mois.

Le nommé Vincent C..., domicilié à M... (Alpes-Maritimes), entre dans le service le 2 avril 1890.

C'est un petit garçon âgé de 13 ans, amaigri, à la mine éveillée et intelligente ; très bons antécédents héréditaires ; il a eu lui-même une entérite pendant la saison chaude à l'âge de 2 ans.

Il y a quinze mois, le 22 mai 1889, il est tombé à califourchon sur une rampe ; contusion grave du périnée, rupture de l'urèthre, rétention d'urine, infiltration qui a occupé successivement la verge, le scrotum, les cuisses, la région sous-ombilicale; les premiers jours, au lieu de recourir à l'uréthrotomie, on a fait des ponctions multiples de la vessie, mais en présence de la gravité des accidents on a dû recourir, le sixième jour, à l'uréthrotomie secondaire qui sauva néanmoins la vie au malade ; la sonde fut laissée à demeure pendant quarante jours ; dès qu'elle fut enlevée, toutes les tentatives faites pour passer des bougies restèrent infructueuses. Le rétrécissement ne tarda pas alors à paraître, et au bout d'un mois le malade avait une rétention d'urine; depuis lors (7 mai) le petit malade urine avec une difficulté inouïe, le liquide coule incessamment goutte à goutte. Durant cette période le malade s'est amaigri, et pendant l'été dernier des accès de fièvre urineuse se sont produits.

2 avril. Salol 1 gram.; quinine 0ᵍʳ,20. — En trois cachets.

4. Uréthrotomies interne et externe combinées, lorsque le rétrécissement a été sectionné de dehors en dedans, le bout postérieur facilement trouvé, on introduit le conducteur du Maisonneuve et avec la lame de moyenne dimension on incise la paroi supérieure de l'urèthre. Lavage de la vessie après qu'on a introduit une sonde de Nélaton ; poudre d'iodoforme, gaze iodoformée, ouate, il faudra tenir le malade chaudement. Infusion de thé, ajouter du rhum. Continuer salol et quinine.

5. Temp. du 4 au soir 37°,2. 5 au matin 36°,5. Hier dans la journée une heure après l'opération, hémorrhagie du côté de la plaie périnéale. M. Puech, interne du service, s'en est facilement rendu maître en pinçant une artériole qui donnait assez abondamment, la pince laissée en place a été enlevée trois heures après; l'écoulement du sang ne s'est plus reproduit.

Lavages de la plaie avec de l'eau créolinée, on lave aussi la vessie avec le même liquide.

8. Pas de temp. appréciable ; on continue tous les jours les lavages; la sonde est enlevée et remplacée par une autre semblable, son introduction est difficile et nécessite l'emploi d'un mandrin.

9. La sonde est sortie par la plaie et replacée immédiatement et facilement par M. Puech. L'état général est bon, pas de fièvre.

13. La sonde est définitivement enlevée, et on passe trois bougies Béniqué 23 à 26.

Le cathétérisme, très soigneusement pratiqué, est difficile et mal toléré par l'enfant.

14. Béniqué 25 à 28.

16. Les suites opératoires ont été très simples, il n'y a pas eu jusqu'au 15 la plus légère élévation de temp.; mais aujourd'hui, à la suite de l'introduction des bougies, la courbe nous indique pour hier soir une élévation jusqu'à 39°,3. L'état du malade est parfait ce matin, on ne pratique pas de séance aujourd'hui.

19. Béniqué 30-32. La temp. est normale depuis l'élévation du 15 au soir.

20. — 32-34-35.

22. — 32-35-36.

23. — 34-36.

2 mai. On passe tous les jours deux bougies ; presque toute l'urine sort par le méat, léger suintement au périnée.

12. La plaie est complètement cicatrisée ; toute l'urine passe par le canal. Le petit malade, qui a appris à se sonder lui-même, et très bien, sort de l'hôpital et engraisse.

Remarques. — C'est un cas type de rupture qui prouve combien il eût été préférable de pratiquer l'uréthrotomie d'emblée ; on aurait ainsi évité les accidents d'infiltration ; cependant l'uréthrotomie secondaire a permis encore de sauver le malade. La sonde laissée par le premier médecin traitant n'a pas assuré le cathétérisme après son enlèvement, et le rétrécissement est rapidement survenu.

Il est remarquable de voir combien les suites de l'opération ont été simples après l'uréthrotomie pratiquée dans le service, la sonde a été laissée neuf jours, l'apyrexie a toujours été complète si ce n'est le jour qui a suivi la deuxième séance de cathétérisme. La guérison a mis à peine un mois pour être complète.

OBSERVATION IV (Personnelle. Inédite.)

Service de M. le professeur Tédenat (Blessés payants).

Rupture de l'urèthre (cas léger) ; néanmoins formation rapide d'un rétrécissement, masses indurées du périnée ; accidents de cystite, de fièvre urineuse, mictions fréquentes ; uréthrotomie externe sur conducteur. — Sonde à demeure pendant 4 jours. — Guérison parfaite très rapide sans accidents d'aucune sorte.

Le nommé Pierre M..., domicilié à S... (Hérault), entre dans le service le 23 mai 1890.

C'est un homme de 45 ans, de bonne constitution, qui a toujours joui d'une santé excellente. Il entre à l'hôpital pour un rétrécissement de l'urèthre. — Blennorrhagie légère il y a environ quinze ans, elle disparut rapidement après quelques injections. Cette première affection paraît n'avoir laissé aucune infirmité, et on ne peut guère lui rattacher le rétrécissement actuel survenu après un accident.

Le 25 novembre 1889, le malade est tombé à califourchon sur l'arête d'une pierre taillée : au moment de la chute la douleur n'a pas été très violente, mais aussitôt il s'est fait par l'urèthre une hémorrhagie abondante sans que le malade se livrât à la miction ; au bout d'une heure, l'hémorrhagie s'arrête. Le lendemain, la miction donne issue à quelques caillots contenus dans l'urèthre, le malade urine alors assez facilement et sans douleur. — Au moment de l'accident il se trouvait à Saint-Pons (Hérault). Trois jours après, il repart pour S..., la miction se fait bien, mais après la miction il y a un peu de sang. Petit à petit il se forme un rétrécissement qui s'accentue, et vers la fin de janvier le malade va à Béziers consulter le Dr A..., qui pratique le cathétérisme et propose l'uréthrotomie, qui n'est pas acceptée. Pendant deux mois, c'est-à-dire jusqu'à fin mars, on essaye la dilatation progressive, mais sans obtenir de grands résultats; le cathétérisme ne pouvait pas même toujours être pratiqué, pendant ce traitement les urines sont devenues purulentes.

Dans le courant d'avril, quelques frissons de fièvre urémique surviennent ; jusqu'à aujourd'hui le malade en a eu six, ils durent une heure environ.

Depuis l'accident, le malade a toujours uriné plus souvent que normalement; actuellement, il urine environ vingt fois le jour, dix fois la nuit. — Les urines contiennent un nuage de mucus suspendu dans la masse liquide. Pas de dépôt appréciable au fond du vase.

Depuis le 26 mai, le malade prend tous les jours : Salol 1^{gr}, 50 ; quinine 0^{gr},80. — En trois cachets.

29. On passe dans le canal une bougie filiforme. — Thé au rhum.

Ce malade prendra illico un purgatif : Sulfate de soude 30 gram.; chlorure de sodium 10 gram.

On pratiquera demain une uréthrotomie externe.

30. Uréthrotomie externe. — Lavage périnéal, savon, sublimé, alcool. — Introduction d'une bougie fine, sur laquelle on visse une bougie de Le Fort. — Incision périnéale. — Dissection des tissus, lèvres de la plaie retirées de chaque côté avec un fil. — On arrive sur la sonde de Le Fort. La bougie fine n'avait pas pénétré dans la vessie, mais s'était repliée dans une dilatation ampullaire du canal due aux cathétérismes précédents.— On introduit la bougie fine dans la vessie par le bout postérieur de l'urèthre, et par elle une bougie de Le Fort. — On enlève des masses du tissu fibreux cicatriciel, en tout la valeur d'une noix ; incision de la paroi postérieure du canal avec un bistouri boutonné sur une étendue de 0^m,02. — Introduction par le bout postérieur d'une sonde en gomme n° 16 ramenée au méat sur le bec du cathéter. — Lavage boriqué de la vessie. — Fixation de la sonde aux poils du pubis. — Lavages, pansement iodoformé ; gaze, ouate.

31. Le malade a un peu souffert dans la nuit, mais est bien ce matin ; la sonde fonctionne peu, la plus grande partie des urines s'écoule par la plaie périnéale. — Continuer salol et quinine. — Pouls 50 (pouls normalement lent chez ce malade). — Lavages créolinés de la vessie.

1er juin. Bon état, pas de frissons, pas de fièvre. — Lavages créolinés de la vessie. — On fait tous les jours un ou deux lavages de la plaie périnéale, qui a bonne apparence.

3. Le malade ne souffre pas, il prend du bouillon et du lait avec plaisir, pas le moindre malaise.

Le ventre est légèrement tendu. — Donner demain matin un verre d'eau de Janos.

4. La sonde a été enlevée hier, le malade n'urine que par la plaie périnéale

5. Urine toujours par la plaie. — Première séance de bougies

Béniqué employées après flambage et enduites de vaseline iodoformée. Nos 36, 38, 39, 40 (Thé au rhum).

6. Le malade n'a pas été fatigué à la suite du cathétérisme, qui n'a pas été douloureux.

7. La miction commence à se faire par la verge, mais en petite quantité.

9. La quantité d'urines émises par la verge augmente, mais encore la plaie en laisse passer une faible quantité. Béniqué nos 35, 38, 40, 44, 46.

10. Les urines passent en totalité par la verge, elles sont claires ; le malade prend trois cachets de salol et quinine. — Lavages quotidiens de la plaie périnéale, qui a très bel aspect et se rétrécit déjà sensiblement. — Béniqué nos 45, 47, 50.

12. Nos 48, 50, 52.

13. Nos 44, 48, 52.

16. Nos 48, 50, 52, 53. — Le cathétérisme est très bien supporté. Le malade n'a pas eu le moindre accident depuis son uréthrotomie. Aujourd'hui la plaie périnéale est presque entièrement cicatrisée, sauf sur une petite surface ovalaire longue de $0^{gr},01$. Le malade commence à se lever. — Tous les deux ou trois jours, pratiquer encore le cathétérisme avec les Béniqué de 45 à 50.

20. Le malade est complètement guéri, il sort de l'hôpital. Il continuera à pratiquer le cathétérisme tous les huit jours avec une sonde en gomme nº 16.

Remarques. — On avait affaire à un rétrécissement étroit, dur ; le périnée contenait des masses calleuses, des accidents de cystite, de fièvre urineuse, existaient, aussi M. Tédenat n'a-t-il pas hésité à recourir à la section externe sans s'attarder à d'autres moyens. Quand on a lu cette observation, étant donnée la simplicité des suites post-opératoires, on ne peut s'empêcher de trouver cette conduite des plus justifiables.

L'état du périnée a pu être modifié considérablement ; l'écoulement large assuré à l'urine, aidé des lavages de la vessie, est facilement venu à bout des accidents de cystite et, résultat réellement surprenant qui prouve l'immense avantage de la sonde laissée peu de temps, dès le dixième jour toutes les urines passent par le méat, il ne s'est pas produit le moindre accident ; au quinzième jour le malade est levé et sa plaie est à peu près complètement cicatrisée La sonde était restée à demeure seulement pendant quatre jours.

OBSERVATION V (Personnelle. — Inédite).

Service de M. le professeur TÉDENAT (Blessés payants).

Rétrécissement blennorrhagique siégeant au niveau du cul-de-sac bulbaire et rétrécissement pénien cicatriciel. — Uréthrotomie externe. — Sonde à demeure 4 jours. — Guérison très rapide.

Le nommé J. B..., domicilié à P... (Pyrénées-Orientales), entre dans le service le 17 janvier 1890.

C'est un homme âgé de 28 ans, d'assez bonne constitution générale, qui entre à l'hôpital pour une affection de l'urèthre.

Avant les accidents déterminés par une blennorrhagie qui remonte à dix ans, le malade n'avait jamais rien présenté d'anormal du côté des organes génito-urinaires, ou même au point de vue de sa santé générale.

En 1880, il contracte la blennorrhagie ; au bout de trois semaines, il se croit guéri, mais trois mois après apparaît une nouvelle poussée aiguë qui resta rebelle à tout traitement. Au bout de six mois, pendant lesquels divers moyens ont été essayés, le malade est soigné par Fournier. Comme traitement, on lui fait trois instillations de nitrate d'argent tous les jours, et à l'intérieur il prenait une solution de bicarbonate de soude à 5 %, un litre par vingt-quatre heures. Au bout d'un mois de ce traitement scrupuleusement observé, le résultat fut nul. C'est alors que le malade remarque que le jet d'urine commence à diminuer un peu de volume, mais il ne s'en inquiète guère. B... passe alors en Algérie, il séjourne deux ans à Oran, sa goutte militaire persistant toujours ; pas d'accidents à signaler, pas de douleur ; le malade supporte son mal et ne se soigne pas ; le rétrécissement avait progressé, mais fort lentement.

En 1885, notre malade va au Tonkin, et en 1886, trois mois avant de rentrer en France, il contracte un chancre phagédénique qui débute dans le méat et finit par détruire la totalité du gland. Au bout

de six mois de traitement avec iodoforme, lavages au sublimé, cautérisations, il finit par guérir ; l'extrémité de la verge est alors recou-
verte par le prépuce, qui est adhérent avec les tissus qu'il recouvre ;
la miction est alors douloureuse et difficile ; au rétrécissement blennorrhagique rétro-bulbaire a dû s'ajouter un rétrécissement pénien
cicatriciel.

En 1888, la miction devient de plus en plus difficile ; on fait alors
une incision du prépuce, qui recouvre ce qui constitue l'extrémité de
la verge, et le malade arriva à se cathétériser lui-même ; il passa tous
les jours le n° 14 avec une bougie en gomme ; il avait commencé
avec de très fines bougies.

Actuellement, le cathétérisme est très difficile ; c'est en vain que
M. Tédenat essaye de le pratiquer à diverses reprises ; même avec les
bougies les plus fines, on ne peut dépasser un rétrécissement qui
siège à 7 ou 8 centim. au-dessous du méat, et, après quatre jours de
tentatives infructueuses, l'uréthrotomie interne, qu'on voulait pratiquer, est remplacée par l'uréthrotomie externe.

23. Uréthrotomie externe sans conducteur après anesthésie chloroformique.

Une sonde en caoutchouc rouge est laissée à demeure.

24. L'état général du malade est très bon, a dormi la nuit, ne
souffre pas. L'urine passe en partie par la sonde, quelques gouttes
par la plaie périnéale.

27. La sonde est enlevée, ce matin, à 10 heures ; apyrexie complète depuis l'opération.

31. Première séance de bougies Béniqué : M. Cannac passe successivement les n°ˢ 30, 32, 34, et continuera tous les deux jours.

6 février. On atteint les n°ˢ 42, 44, mais à chaque nouveau cathétérisme le rétrécissement pénien n'admet d'abord que trois ou quatre
numéros au-dessous du dernier introduit à la séance précédente.
Cependant le cathétérisme est facile, bien supporté, et ne détermine
pas d'accident ; il ne passe plus une goutte d'urine par le périnée.

15. La plaie est entièrement cicatrisée ; le malade a appris à se
passer des bougies Béniqué, et continuera à les introduire, comme
cela lui a été indiqué ; il sort très satisfait de son état.

Remarques. — Dans cette observation, c'est encore la simplicité des suites post-opératoires qui est le plus remarquable ;

aucun accident, pas la moindre température élevée à signaler,
la courbe, soigneusement tenue, n'a jamais dépassé 37°,3.
La sonde à demeure n'a été laissée que pendant quatre jours,
et le treizième après l'opération rien ne passe par la plaie ; le
15 février, c'est-à-dire le vingt-deuxième jour, ce malade sor-
tait entièrement guéri, la plaie complètement cicatrisée. Aussi
ne puis-je faire de longues réflexions, les faits parlent mieux
qu'elles.

OBSERVATION VI (Personnelle. — Inédite).

Service de M. le professeur Tédenat, n° 10.

Rétrécissement blennorrhagique. — Uréthrotomie interne en 1887. — Récidive.
Deuxième uréthrotomie en 1890, elle est insuffisante. — En présence des lésions
rénales on ne s'attarde pas dans d'autres moyens et on a recours à l'incision
externe. — Guérison très rapide, amélioration considérable des lésions rénales.

Le 16 juin 1890, est entré le nommé Paul L...., typographe, domicilié à M...

C'est un homme âgé de 30 ans, d'assez bonne constitution appa-
rente, qui entre à l'hôpital pour des accidents urinaires.

En mai 1878, le malade est atteint de blennorrhagie qui fut guérie
rapidement, en un mois environ (santal et injections au tannin) ; de
par ailleurs la santé est excellente. — En 1883, rétention à la suite
d'une soirée de plaisirs (coït), cet accident disparaît au bout de
douze heures.

En 1886, en décembre, le malade est atteint de syphilis, chancre
induré, ganglions, accidents généraux, roséole, plaques au fonde-
ment, chute presque complète des cheveux, amélioration rapide par
le traitement mixte

Le rétrécissement se constitue, mais il ne cause pas de gêne appréciable et le malade ne s'en inquiète guère.

Peu de temps après, accidents hystériques, étouffements, sensation
de boule au larynx ; le malade entre alors, en mars 1887, à l'hôpital
d'Angers, dans le service médical de M. Farges, traité par bromure
de potassium et hydrothérapie.

Pendant son séjour à l'hôpital (mai 1887), le malade s'aperçoit qu'il
urine avec difficulté, et rapidement la miction est devenue impossible ;

rétention d'urine. En juin, uréthrotomie interne, sonde à demeure
enlevée au bout de quatre jours, le malade sort et n'entretient pas
le calibre de son urèthre par le cathétérisme, malgré les recomman-
dations qui lui furent faites.

En 1890, le rétrécissement était reformé, la miction excessivement
pénible, il urine par rego gement; de temps à autre de légers accidents urémiques, fièvres le soir, frissons peu violents ; en mars, il
commence à souffrir du rein droit et a constaté que ses urines contiennent beaucoup de pus.

Au moment de son entrée à l'hôpital, le malade a une rétention
presque complète. L'urine s'échappe continuellement, goutte à goutte,
par le méat; les urines contiennent beaucoup de pus. On passe avec
difficulté une bougie filiforme. Quelques heures après son introduction, le malade dut l'enlever pour laisser échapper les urines, la
miction se fit assez bien ; me trouvant dans les salles à ce moment
même, je pus réintroduire la bougie avec assez de facilité.

Traitement : salol 1 gram. ; quinine 0gr,50.

En présence des accidents rénaux, car le rein droit est légèrement
augmenté de volume et cette région douloureuse, M. Tédenat décide
de recourir à l'uréthrotomie interne.

24 juin. Le malade a été purgé la veille; uréthrotomie interne avec
l'instrument de Maisonneuve; l'urèthre incisé, il fut impossible de
glisser sur le conducteur une sonde percée aux deux bouts; on laisse
alors le malade sans sonde (Cette impossibilité était due à ce que la
sonde était mal calibrée et de mauvaise qualité).

25. Hier soir, frisson violent. Temp. monte jusqu'à 41°, la miction
se fait assez bien.

26. Plus de frissons, bon état. Temp. normale, mictions légèrement douloureuses mais se faisant bien.

29. On passe des bougies Béniqué n° 26 à 30, le canal n'admet pas
de numéro plus élevé.

30. Béniqué 28 à 32. — On continuera tous les deux jours. Chaque
séance détermine un très léger accès de fièvre.

6 juillet. Malgré le cathétérisme, le rétrécissement s'est reformé,
la miction est redevenue difficile ; c'est en vain que ce matin M. Tédenat essaye de passer des bougies (la dernière séance remonte au
4 juillet). On put cependant passer une très fine sonde en gomme.

On analyse des urines : Q. 2350; D. 1017; R. acide; albumine
0gr,10 à 0gr,15 par litre; sucre 0; urée 0gr,05 par litre.

Pour ne pas perdre de temps et ne pas laisser les lésions rénales s'aggraver, M. Tédenat ne tarde pas à recourir à l'uréthrotomie externe.

23. Uréthrotomie externe. — Section du rétrécissement en avant du bulbe, sonde en gomme à demeure. — Lavages de la vessie à répéter deux fois par jour avec de l'eau créolinée. Continuer : Salol et quinine, en redoublant les doses ; à chaque lavage de la plaie, insufflation d'iodoforme.

24. Temp. hier soir 38°,1 ; ce matin 37°,1. Bon état général ; rien à signaler ; la sonde fonctionne bien. Aucune goutte d'urine n'est passée par la plaie.

25. Temp. hier soir 40°,1 ; ce matin 37°,1. Le malade a eu hier soir un frisson léger, néanmoins la période de chaleur et sueur a été très marquée.

26. État général bon, apyrexie.

28. La sonde est enlevée.

29. Bon état général ; apyrexie depuis le 26. On passe des bougies Béniqué, on atteint le n° 40. le soir léger frisson. T. 39°,4.

30. État normal.

31. Continuation du cathétérisme, 46 et 48. On continuera tous les deux jours.

5 août. Cicatrisation complète. Excellent état général.

L'urine n'est jamais passée par la plaie du périnée aujourd'hui entièrement cicatrisée. Le canal admet un n° 56 de la filière de Béniqué.

Ce malade, ayant été occupé dans le service de l'hôpital, a pu être examiné à diverses reprises ; au 30 décembre, on a fait un examen des urines, qui sont très claires :

Quantité en vingt-quatre heures : 1950 ; D. 1019 ; R. acide ; albumine 0 ; sucre 0 ; urée par litre 11gr,3.

De par ailleurs l'état général est satisfaisant. Du côté du rein il y a donc aussi amélioration, puisque ses urines ne contiennent plus de pus ni d'albumine ; cependant, quand le malade est soumis à un traitement fatigant, il souffre dans la région lombaire.

18 mars. Le malade souffre de douleurs du côté du rein droit et l'examen des urines décèle des traces d'albumine. M. le professeur agrégé Forgue, qui a alors le service, lui fait prendre 1 gram. de salol et le met au régime lacté. Sous l'influence du traitement, les douleurs

ont considérablement diminué, et l'examen des urines pratiqué le 8 avril donne le résultat suivant : Q. 2200 ; D. 1024 ; R. acide ; albumine 0 ; urée par litre 14^{gr},5.

11 août 1890. Actuellement, le malade va très bien ; il ne souffre plus, la miction est normale, s'accomplit quatre ou cinq fois le jour ; ne se lève pas la nuit. L'état général est bon.

Remarques. — Cette observation établit d'une façon remarquable les avantages que l'on peut retirer de l'intervention sanglante dans les cas de lésions rénales peu avancées. Dans le cas actuel, il est bien permis de dire qu'elles ont rétrogradé, puisque l'albumine qui s'élevait au chiffre de 0,10 à 0,15 par litre au moment de la première uréthrotomie interne a complètement disparu des urines. On ne peut pas dire cependant que la guérison du rein soit absolue puisque de temps à autre surviennent encore de légères poussées. C'est un malade qu'il sera intéressant de suivre et de revoir.

Quant aux suites opératoires, il n'est pas nécessaire d'insister pour montrer combien elles ont été simples. La sonde est laissée cinq jours, au treizième la guérison était parfaite.

OBSERVATION VII.

Salle Saint-Éloi, n° 44. — Service de M. Tédenat.

(Thèse de Lecercle, obs. ii. Résumée).

M... François, tailleur de pierre à la Grand'Combe, entre le 4 mai 1886. Il y a treize mois, chute à califourchon sur une planche. La plaie du périnée était insignifiante, uréthrorrhagie d'abord abondante. Pendant cinq à six jours le sang a continué de couler avec l'urine au moment des mictions, qui étaient toujours douloureuses. Il n'y a pas eu de rétention. En octobre 1885, à l'hôpital de la Grand'Combe, on essaye en vain de sonder le malade qui urine avec peine (orchite, épididymite) ; quand il entre à Saint-Eloi, le malade est considérablement amaigri, l'urine coule goutte à goutte d'une façon continue. Quand il fait des efforts pour uriner, il éprouve de violentes douleurs dans l'urèthre qui irradient vers les reins et le gland.

Du 4 au 9 mai, lavements purgatifs. Il est impossible d'introduire une bougie filiforme dans la vessie.

10. Uréthrotomie externe; le rétrécissement est en avant du bulbe; on le coupe sur une étendue de 1 à 2 centim. Sonde métallique à demeure. Pansements à l'iodoforme. Lavages à l'eau boriquée. Boissons délayantes. Potion au benzoate de soude.

11. Temp. le 10 au soir 38°, le 11 au matin 37°,7 ; P. 80. La langue est bonne et humide. Lavage boriqué de la vessie.

13. T. 38°,7-37°,3. L'urine coule par la plaie, très peu par le canal.

14. T. 38°,5-37°,6 ; P. 72. L'urine passe exclusivement par la plaie. Béniqué de 20 à 40.

15. T. 38°,4-37°,5. Béniqué 28 à 40. On maintient à demeure un 20 Nélaton.

16. T. 39°,7-40°. Frissons la nuit. La sonde à demeure est enlevée (cinquième jour).

17. Apyrexie 37°-37°.

18. Béniqué. Les nos 41-42-43 sont facilement introduits.

20. Le malade a uriné presque autant par la verge que par la plaie. Béniqué 40 à 50.

24. L'urine coule plus par le méat que par la plaie.

26. Le malade dit que lorsqu'il est debout toute l'urine passe par le méat.

2 juin. Debout ou couché, l'urine ne passe plus du tout par la plaie. On pratique toujours de temps à autre quelques séances de cathétérisme. Quelques jours après, ce malade sort parfaitement guéri.

Remarques. — Il y a deux choses à retenir dans cette observation : c'est un malade chez qui l'incision externe aurait dû être pratiquée avant que les accidents d'orchite, d'épididymite, de rétention se soient produits; les essais de cathétérisme avaient été trop longtemps prolongés, aussi l'état général du malade était-il considérablement délabré quand il est venu chercher des soins à Montpellier.

Remarquons encore une fois que les suites de l'opération sont des plus simples, que la sonde est enlevée le cinquième jour, et que, vingt-deux jours après l'intervention, la guérison est complète.

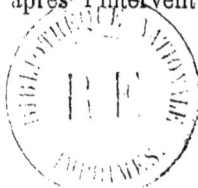

OBSERVATION VIII.

Salle Saint-Éloi, n° 2. — Service de M. TÉDENAT.

(Thèse de LECERCLE, obs. III (Résumée).

P..., âgé de 38 ans. Le malade a une forte constitution. Au mois de décembre dernier (1885), il est tombé à califourchon sur une planche. Le périnée présenta une tumeur qui se résolut rapidement. Le sang coula abondamment par le méat au moment de l'accident. L'uréthrorrhagie dura deux jours sans interruption; malgré tous les moyens employés pour l'arrêter. Ensuite, et pendant un mois, le sang coula encore de temps en temps au moment des mictions.

Le malade entre à l'hôpital quatre mois après l'accident. Le rétrécissement s'est formé rapidement. L'urine coule continuellement goutte à goutte ; grâce à de violents efforts, le malade vide complètement sa vessie. Le jet est petit et sans force. Le malade pisse, dit-il, sur ses souliers. On essaye de le sonder, mais les bougies les plus fines sont arrêtées. Il y a au niveau du cul-de-sac du bulbe un rétrécissement très marqué. Le 10 avril, on renouvelle les tentatives de cathétérisme sans plus de résultats.

15 avril. Epididymite gauche ; suspensoir ouato-caoutchouté. Le malade dit qu'il urine plus souvent ; il y a donc de l'irritation dans les parties profondes de l'urèthre.

16. Le malade se plaint de quelques frissons. — Quinine 0^{gr},50, potion avec 5 gram. de benzoate de soude.

18. Temp. du 16 au soir 39° ; 17 au matin 38°. L'état du malade ne s'améliore pas.— Cataplasmes très chauds sur la région des testicules, empâtée, qui paraît devoir suppurer ; frictions avec de l'eau ammoniacale sur les reins. Purgatif, sulfate de magnésie 40 gram.

19. Uréthrotomie externe. La recherche du bout postérieur est très laborieuse.

20. T. 40° ; 39°,2. Le malade urine peu par la plaie.—On fait des lavages au sublimé, on saupoudre la plaie avec l'iodoforme. On retire la sonde à demeure, on ordonne de la tisane de chiendent. Sur le ventre, qui est ballonné, on mettra des cataplasmes.

21. T. 38°,7 ; 37°,4 ; P. 100, petit. Hier soir, le malade a eu des vomissements qu'on a arrêtés avec la potion de Dehaen; l'urine coule

difficilement, et elle s'est accumulée dans la vessie. On essaye vaine-
ment de l'extraire par le cathétérisme, ponction de la vessie avec le
Potain. Le soir à 4 heures, on fait le cathétérisme rétrograde, il
sort de la vessie beaucoup d'urine mêlée de pus ; lavage ; sonde à
demeure ; on met aussi un gros tube dans la vessie par la plaie abdominale, et un drain dans le tissu cellulaire prévésical. — Pansement
des plaies à l'iodoforme, gaze, ouate.

Potion :

Rhum	60	gram.
Acétate d'ammoniaque	5	—
Laudanum	XX	gouttes.
Liqueur d'Hoffmann	2	gram.
Eau	120	—

22. Temp. du 21 au soir 39°,8 ; le matin 38°,7 ; lavages par les
drains et la sonde : même pansement.

23. Temp. matin 37° ; soir 38°,2 ; pulsations 112.

24. T. 39°,2,39° ; P. 120. Délire.

25. T. 39°,3, 39°,2 ; P. 120. Langue sèche, noire, fuligineuse.

26. T. 38°,5, 38°,5. P. 120. Prostration complète. Le malade meurt
dans la journée suivante.

Remarques. — Le principal mérite de cette observation est
de montrer les accidents graves qui surviennent quand les soins
du début ont été insuffisants. En effet, rapidement un rétrécissement s'est établi, et au quatrième mois, quand le malade entre
à l'hôpital, il est en proie à des accès de fièvre urineuse, d'orchite
phlegmoneuse, et, comme l'a démontré l'autopsie, de complications rénales avancées ; « les deux reins, dit M. Lapeyre qui
pratiqua l'examen anatomique, sont atteints de néphrite inter-
stitielle diffuse ».

On voit combien ce cas, qui peut être rangé parmi les moyens,
aurait été avantageusement traité par l'uréthrotomie externe
d'emblée.

Comme dans l'Obs. 1, on a dû recourir au cathétérisme rétrograde, la première intervention n'ayant pas été complète, car
la sonde introduite par un orifice postérieur se logea dans un

cul-de-sac et non dans la vessie, mais l'état général du malade était ici trop mauvais; aussi le résultat n'a-t-il pas été heureux comme dans l'Obs. i.

OBSERVATION IX.

Service de M. Tédenat — Salle Saint-Éloi, n° 44.

(Thèse de Lecercle, obs. iv (Résumée).

Joseph M..., âgé de 55 ans, est tombé, il y a quelques instants, d'une hauteur de 6 mèt. sur une pièce de fer; plaie médiane du péri-née de 3 à 4 millim.; uréthrorrhagie abondante ; le blessé a, de plus, la blennorrhagie.

9 mai. Uréthrotomie externe d'emblée ; la plaie est vidée de ses caillots et de deux esquilles osseuses, car il y a eu fracture du pubis ; on constate que la rupture de l'urèthre siège entre les deux feuillets du ligament de Carcassonne, et même un peu au delà dans la portion membraneuse. Sonde à demeure en caoutchouc rouge. — Lavages boriqués de la plaie et de la vessie.

10. Les suites de cette opération ont été très simples. Pas de fièvre le lendemain ; la sonde est sortie de la vessie et n'est pas replacée ; on pratique le cathétérisme avec une sonde en argent facilement introduite, par laquelle on fait un lavage de la vessie. Le liquide, ainsi que l'urine, avant le lavage, sont sortis clairs et sans odeur.

Les jours suivants, les choses se passent avec tant de simplicité qu'il est inutile de détailler l'observation jour par jour ; l'état général est excellent; la température du soir n'a jamais dépassé 37°,4. Tous les jours on a pratiqué des lavages boriqués après avoir passé une sonde métallique.

La sonde à demeure n'est restée, dans ce cas, que vingt-quatre heures. Le 28 mai, dix-huit jours après l'opération, l'urine ne sort plus par la plaie périnéale, qui est cicatrisée.

2 juin. Le malade se lève, mais il souffre encore et éprouve des difficultés dans la marche, à cause de sa fracture du pubis.

Remarques. — Cette observation est très instructive, elle mon-tre que, suivant les vues d'Ollier, les ruptures consécutives à un traumatisme peuvent occuper la région membraneuse.

La simplicité des suites opératoires prouvent, quoi qu'en ait dit Guyon, que, même quand la lésion siège sur l'urèthre membraneux, l'uréthrotomie externe est une excellente opération ; quel que soit le siège de la lésion, l'uréthrotomie est indiquée, on peut même dire qu'elle l'est d'autant plus que la rupture est plus profonde ; en effet, une infiltration dans la loge périnéale postérieure aurait des résultats plus funestes encore que celle qui se produit dans la loge antérieure.

Dans ce cas encore la guérison a été très rapidement obtenue, la sonde n'est restée que durant vingt-quatre heures. Au bout du dix-huitième jour, la guérison a été complète.

OBSERVATION X (Inédite).

Service de M. TÉDENAT.

Rupture traumatique de l'urèthre. — Uréthrotomie suivie de suture. — Guérison rapide.

Jules C... (de Narbonne), âgé de 23 ans, de bonne santé générale, a eu une blennorrhagie légère et rapidement guérie à l'âge de 18 ans.

Le 3 mai 1887, reçoit un coup de pied qui porte en arrière des bourses. Uréthrorrhagie légère. Miction impossible. Tuméfaction du périnée avec large ecchymose des bourses.

4. M. Tédenat pratique l'uréthrotomie externe sans conducteur. La déchirure de l'urèthre siège en arrière du bulbe et n'occupe qu'une faible portion de la circonférence de l'urèthre (côté gauche). Lavage pour enlever le sang épanché en quantité modérée. Une sonde est facilement introduite. Trois points de suture au catgut sublimé comprenant les tissus péri-uréthraux. Quatre points réunissent les ligaments. Petit drain court mis en dehors de l'urèthre. — Pansement iodoformé.

4. Toute l'urine sort par la sonde. Plaie en excellent état. T. 37°,8.

5. Drain enlevé. Toute l'urine sort par la sonde. Aucune tuméfaction de la plaie opératoire. Ecchymose presque disparue.

8. Sonde enlevée. Réunion parfaite. Bougie Béniqué 24 de Charrière passe facilement.

25. Guérison complète [1].

---

[1] Je dois remercier M. le professeur Tédenat de la peine qu'il a bien voulu prendre pour nous en rédigeant lui-même cette observation et les deux qui vont suivre.

Remarques. — Cette observation dans laquelle la suture de l'urèthre et de la plaie périnéale a été faite par M. Tédenat et dans laquelle la guérison a été très rapidement obtenue peut être citée en faveur de la suture uréthrale ; aussi, bien que n'ayant pas étudié cette question dans notre Thèse, pouvons-nous dire que dans certains cas spéciaux et surtout à la suite de déchirures traumatiques la suture peut offrir des avantages.

Dans ce cas encore, la sonde n'a été laissée que pendant quatre jours, et à aucun moment l'urine n'a pu passer par la plaie opératoire. La guérison était obtenue dès le onzième jour.

OBSERVATION XI.
(Recueillie par M. BERTRAND, communiquée par M. TÉDENAT).
Rupture de l'urèthre. — Uréthrotomie externe. — Guérison.

Louis P..., terrassier, 27 ans, terrassier, fortement constitué, sans antécédents pathologiques. Le 10 septembre, à 8 heures du matin, il tombe à califourchon sur le bras d'une charrette et rend immédiatement du sang par l'urèthre. Gonflement du périnée avec ecchymose qui s'étend aux bourses et à la racine de la verge. Quelques instants après, le blessé fait des efforts pour uriner et rend à peine quelques gouttes d'urine sanglante. Il éprouve une vive douleur dans le périnée, dont la tuméfaction augmente brusquement.

M. Tédenat est appelé à 10 heures du matin, il pratique l'uréthrotomie externe sans conducteur à 11 heures. Nombreux caillots sanguins. Le bout postérieur est rapidement trouvé en arrière du bulbe déchiré ; la rupture n'occupe que la moitié inférieure de la circonférence de l'urèthre. Introduction d'une sonde n° 21 percée aux deux bouts.

11 septembre. La sonde fonctionne bien, et une faible quantité d'urine sort par la plaie périnéale ; pas de fièvre.

13. Plaie en bon état ; pas de fièvre. Sonde enlevée. Introduction de la bougie Béniqué 22 de la filière de Charrière.

27. Des bougies Béniqué ont été introduites tous les jours ; le 25 passe facilement ; toute l'urine passe par l'urèthre, plaie périnéale presque fermée.

1er octobre. Guérison complète.

M. Tédenat a vu le malade en novembre 1885, il n'avait pas été sondé depuis le mois de février 1882 ; le 23 de Charrière passait aisément, et la miction était normale.

Remarques. — Cette observation montre clairement l'excellence de l'uréthrotomie externe d'emblée appliquée à la cure des ruptures de l'urèthre. Malgré la gravité du cas, dès que l'opération est faite tout est fini, aucun incident ne se produit ; le bout postérieur est trouvé avec facilité, comme nous l'avons indiqué lorsqu'on opère hâtivement ; aussi la sonde à demeure peut-elle être introduite, assurer la miction et assurer une guérison complète au bout d'un mois à peine. La sonde à demeure n'a été laissée que trois jours.

OBSERVATION XII.

Service de M. le professeur Tédenat.

Rétrécissement blennorrhagique. — Uréthrotomie interne. — Récidive. — Fistules uréthro-périnéales. — Uréthrotomie externe. — Guérison rapide.

Paul D..., 28 ans, alcoolique, athéromateux. Première blennorrhagie à 16 ans, violente et de longue durée ; depuis cette époque, blennorrhée chronique avec de fréquentes poussées aiguës.

A 24 ans, rétrécissement étroit indilatable qui rendit nécessaire l'uréthrotomie interne. Le malade passa des bougies tous les huit ou dix jours. Néanmoins, peu à peu le rétrécissement se reproduisit.

A 26 ans, abcès périnéal suivi de la formation de trois trajets fistuleux voisins du raphé. Presque toute l'urine passe par les fistules.

Le malade a progressivement perdu l'appétit, digère mal, a des frissons fréquents et est affaibli, amaigri.

Il est impossible d'introduire la plus fine bougie dans le rétrécissement qui siège à la région bulbaire. M. Tédenat met le malade au régime du lait, des frictions sèches sur tout le corps. — Sulfate de quinine, 0^{gr},50 par jour.

Après huit jours de ce traitement, l'uréthrotomie externe est pratiquée (3 juin 1887).

Pas d'anesthésie générale. Introduction d'un cathéter jusqu'au rétrécissement. Incision sur le cathéter. Malgré l'épaisseur du tissu induré, lardacé, le bout postérieur est assez facilement trouvé. Incision et excision partielle du rétrécissement, débridement des trajets fistuleux, qui sont curetés.

Sonde 20 à demeure pendant deux jours. Cathétérisme tous les jours avec les bougies de Béniqué. Le sixième jour, toute l'urine sort par l'urèthre ; le quinzième jour, la cicatrisation est complète. Il n'y a eu aucun accident fébrile, grâce aux lavages antiseptiques faits quotidiennement et au poudrage iodoformé.

L'état général s'est rapidement amélioré, et, depuis, le malade urine fort bien et jouit d'une excellente santé (novembre 1890).

Remarques.— Ce qui ressort le plus clairement de cette observation, c'est que dès qu'un rétrécissement est difficile ou impossible à franchir, il ne faut pas trop s'attarder pour recourir à l'intervention sanglante. Ce malade est dans un état déjà grave quand il vient réclamer les soins de M. Tédenat, des accidents urémiques se sont produits déjà à diverses reprises, l'appétit est perdu, l'amaigrissement notable. Il est donc urgent d'agir ; aussi on ne perd pas de temps dans de vains essais de cathétérisme, et dès qu'on est bien convaincu de l'imperméabilité du rétrécissement on a recours à l'incision externe.

Les heureux résultats de l'opération ne se sont pas fait attendre ; la miction assurée, l'état général s'est rapidement amélioré. Bien que l'état du périnée fût très mauvais et qu'on ait été obligé d'exciser des blocs fibreux, de cureter, la guérison n'en a pas moins été prompte, comme le prouve l'observation ; la sonde laissée trois jours, l'urine s'écoulait par le canal au sixième, et la guérison était complète au quinzième.

J'aurais voulu, en terminant ce chapitre, prendre la moyenne du temps nécessaire pour obtenir la guérison complète quand on laisse la sonde pendant des semaines et quelquefois jusqu'à deux mois ; mais, dans les observations nombreuses publiées par Grégory, je n'ai pas toujours trouvé des indications précises sur la durée du séjour de la sonde. L'élément le plus important

me manquait donc pour mener à bonne fin cette entreprise ; aussi
ne me serait-il possible que de citer des cas isolés dans lesquels
le séjour de la sonde a déterminé des accidents et nécessité un
temps considérable avant la guérison complète. C'est ainsi qu'elle
n'a été obtenue que soixante-quinze jours, deux mois, huit mois
après l'intervention. Monod dit que la cicatrisation complète
n'est guère obtenue qu'après le deuxième ou le troisième mois
et encore persiste-t-il souvent un trajet fistuleux ; Ollier, qui laisse
aussi la sonde à demeure pendant autant de temps qu'elle peut
être supportée, a sans doute de bons résultats, mais la guérison
opératoire est longue à obtenir (Voir les observations placées à la
fin de la Thèse de Phélip).

M. Tédenat, comme on l'a vu, d'après les observations qui
précèdent, grâce à son antisepsie et au court séjour de la sonde,
échappe à toutes les complications et obtient une guérison complète avec une rapidité surprenante, comme on peut en juger
d'après le tableau d'ensemble suivant :

Obs. I. Cath. rétrogr. (après uréthrotomie).	Sonde	7 jours	guér. compl.	19e jour.
II. U. V. (fistule de la rég. prostat.).		4 jours,	—	7 semain.
III. U. E.	—	9 jours,	—	35e jour.
IV. U. E.	—	4 jours.	—	15e jour.
V. U. E.	—	4 jours	—	22e jour.
VI. U. E.	—	5 jours,	—	13e jour.
VII. U. E.	—	5 jours	—	22e jour.
VIII. U. E. (Cathét. rétrog.), mort.				
IX. U. E. (Cathét. rétrog.).		1 jour,	—	18e jour.
X. U. E. (Péri-uréthrale et de la plaie).		4 jours	—	11e jour.
XI. U. E.	—	3 jours,	—	30e jour.
XII. U. E.	—	2 jours,	—	15e jour.

Dans aucun de ces cas, des complications post-opératoires
sérieuses ne se sont produites, il n'a jamais persisté de trajet fistuleux.

CONCLUSIONS.

I. — L'uréthrotomie externe pratiquée d'emblée constitue le meilleur mode de traitement des ruptures graves de l'urèthre. Cette intervention doit être aussi hâtive que possible ; il ne faut pas attendre que les accidents éclatent, il faut les prévenir et ne pas oublier que, lorsqu'on est obligé de recourir à l'uréthrotomie secondaire, la mortalité est trois fois plus considérable.

II. — Dans les cas moyens, quoique l'indication paraisse moins urgente, il y a avantage à y recourir hâtivement, car on se met ainsi à l'abri des complications qui surviennent malheureusement trop souvent.

III. — Tous les cas de rétrécissements réellement infranchissables ne sont justifiables que de l'uréthrotomie externe. Ceux qui sont reconnus cliniquement infranchissables relèvent aussi de l'incision de dehors en dedans, de vaines tentatives de cathétérisme quand des accidents se sont déjà montrés pouvant compromettre, à la longue, la vie du malade. Loin d'être une contre-indication à l'opération, les lésions rénales, surtout si elles sont peu avancées, y trouveront une réelle utilité; si les lésions sont trop graves, l'uréthrotomie ne sauvera pas le malade, mais elle pourra prolonger son existence de quelques mois, et fera en tout cas cesser les accidents et les douleurs dus à la difficulté de l'urination.

IV. — Les indications de l'uréthrotomie sur conducteur sont plus restreintes ; mais, si on considère les sérieuses garanties qu'elle offre contre la récidive, on ne doit pas hésiter à l'employer lorsque les rétrécissements perméables sont accompagnés d'an-

cicns trajets fistuleux au périnée, garni lui-même de tissus indurés. Les rétrécissements élastiques et ceux qu'une première
uréthrotomie interne n'auront pas guéris seront avantageusement
traités par l'incision de dehors en dedans.

V. — L'emploi de la sonde à demeure pendant une durée
moyenne de quatre à six jours est extrêmement favorable à la
rapidité de la cicatrisation de la plaie périnéale; elle permet
d'éviter presque à coup sûr la persistance de trajets fistuleux;
cet usage modéré de la sonde permet de jouir des avantages
qu'elle procure, en restant à l'abri des accidents qui sont déterminés par un trop long séjour, sans que pour cela la guérison
du rétrécissement soit moins radicale.

BIBLIOGRAPHIE [1].

Arène (L.). — Considérations cliniques sur les lésions uréthrales consécutives aux lésions du périnée. Thèse de Paris, 1880.

Després. — Rét. de l'uréth. Jamais d'ur. interne. Rev. de Thér. méd. Paris, 1880, pag. 3.

Verneuil. — Sur le siège des rétrécissements de l'urèthre. Gaz. des Hôp. Paris, 1880, n° 15.

Smith. — Précis clinique des affections des voies urinaires chez l'homme.

Kohler. — Uréthrotomie externe. 3 Fälle. Charité-ann. Berlin, 1880, v. 600.

Verneuil. — Sur l'uréthrotomie externe avec le thermo-cautère. Rev. de Chirurgie, 1880, pag. 197.

Monod (E.). — Étude clinique sur les indications de l'uréthrotomie externe. Thèse de Paris, 1880, n° 194.

Paraire. — De l'uréthrotomie externe. Thèse de Montpellier, 1880, n° 16.

Terrillon. — Des ruptures de l'urèthre. Journ. des Conn. méd. prat. lésions Paris, 1880, pag. 153.

Gosselin. — Uréthrotomie externe sans conducteur, importance des lésions rénales. Praticien, Paris, 1880, pag. 280.

Fallot. — De l'uréthrotomie externe pratiquée au moyen du thermo-cautère. Thèse de Paris, 1880, n° 305.

Le Franc. — Contribution à l'étude des rétrécissements traumatiques de l'urèthre. Thèse de Paris, 1880.

De Smet. — Des rétrécissements du canal de l'urèthre au point de vue de l'étude de l'anatomie pathologique et du traitement. Bruxelles, 1880.

Sébileau. — Pyélo-néphrite consécutive à un rétrécissement de l'urèthre. Journ. des Sc. méd. de Bordeaux, 1880, pag. 346.

Brissaud et Segond. — Anatomie pathologique des rétrécissements de l'urèthre. In Gaz. hebd. de Méd., 1881, n° 39.

---

[1] MM. Monod (E.) et Terrillon ayant fait suivre leur Thèse d'un index bibliographique très complet, je me contenterai de commencer celui-ci à l'année 1880.

Joly. — Considérations historiques sur les divers modes de traitement des rétrécissements de l'urèthre. Th. de Paris, 1881, n° 200.

Poisson. — Rupture de l'urèthre, uréthrotomie externe avec cathétérisme rétrog. Revue de Chir., 1881, pag. 625.

Thompson (Sir H.). — Traité pratique des maladies des voies urinaires. 2e édit. Paris, 1881.

Martin (Ed.). — Méthode sanglante dans les rétrécissements. In Revue méd. de la Suisse romande, 1881, pag. 102.

Pillier. — De l'uréthrotomie externe sans conducteur. Lyon méd., 1881, pag. 535.

Dubrueil. — Uréthrotomie interne et externe. Gaz. hebd. des Sc. méd. de Montpellier, 1882, pag. 40.

Chapplain. — Leçons sur les rétrécissements de l'urèthre et leurs complications. Marseille méd., 1882, pag. 200.

Zwicke. — Ur. ext. 6 Fälle. Charité-ann. Berlin, 1882, pag. 526.

Otis. — Two cases of perineal section for close urethral stricture. Med. Gaz. N.-Y., 1882, pag. 364.

Galibert. — Contribution à l'étude du traitement des ruptures traumatiques de la portion bulbaire de l'urèthre. Thèse de Paris, 1882, n° 276.

Horteloup. — De l'ur. ext., in France médicale. Paris, 1883, pag. 686.

Duplay. — Du cathét. rétr. combiné avec l'urét. ext. dans les rétréc. infr. Arch. gén. de Méd. Paris, 1883, pag. 38.

Morris. — Cases of Ext. Ur. med. Times and Gaz. London, 1883, ii 92 ; 126.

Harrison. — On some points in the treatment of urinary abscess, stricture, and extravasation of urine. Lancet. London, 1883, pag. 57.

Salviat. — De l'urét. externe d'emblée dans les ruptures traum. de la région périnéale de l'urèthre. Thèse de Paris, 1883, n° 101.

Mollière. — Trait. des rétréc. cicat. de l'ur. Lyon médic., 25 mai 84 et n° 13, 1885.

Bœckel. — Cyst. sus-pub. comme op. prélim. du Cath. rétrog. Gaz. méd. de Strasbourg, 1884, pag. 52.

Parizot. — De l'excision des rétréc. call. de l'urét. suivie de réunion imméd. Lyon, 1884, pag. 80, n° 209.

Guyon. — Leçons cliniques sur les maladies des voies urin., 2e édit. Paris, 1885.

LADROITTE. — Étude sur l'oblitération de l'urèt. non congén. Thèse de Paris, 1885.

PHÉLIP. — De l'urét. externe sans conduct. Thèse. Lyon, avril 1886.

BOUILLY. — Urèthre. Nouv. Dict. de méd. et de chir. prat. Paris, 1885.

POLAILLON. — Rétrécissement infranch. infiltr. d'ur., urèthr. interne et ext. Ann. des malad. des org. gén. urin., 1885, pag. 367.

BARDELEBEN. — Urèt. ext., 5 Fälle. Charité-ann. Berlin, 1885, pag. 426.

NOTTA. — Quelques réflexions sur les contusions graves du périnée. Gaz. méd. de Paris, 1885, pag. 431.

HEYDENREICH. — Du cathétérisme rétrograde, Sem. méd. Paris, 1885, pag. 327.

MOLLIÈRE. — Fracture du pubis et rupture de l'urèthre, rétrécissement infranch., résection uréthrale et uréthroplastie, Lyon médical, 1885, pag. 464.

CAUVY. — Rupture de l'urèt. par dislocation de la symphyse pubienne, Revue de chir. Paris, 1885, pag. 356.

ROCKWELL (F.-W.). — External perineal urethrotomy for the relief of stricture of the urethra, with cases. N.Y. medic. Journ., 1886, pag. 34.

TÉDENAT. — Des rétrécissements péniens de l'urèthre, Montp. méd , 1886, pag. 147-159.

MARTIN. — De la cont. périn. compliquée de rupture de l'urèt. Thèse. Bordeaux, 1886.

MASSE. — Rétrécissements multiples de l'urèthre avec fistules périnéales. Mém. de méd. et de chir. Paris, 1885.

MONOD (Ch.). — Du cathétérisme rétrograde. Annales des maladies des organes génito-urinaires. Paris, 1886, pag. 367.

DESNOS. — Urèthre (patho logie). Dict. encyc. des Sc. médic. Paris, 1886.

WEDENSKI. — 988 cas d'urét. ext de 1862 à 1886. Saint-Pétersb. 1886.

LE DENTU. — Suture de l'urèthre après une uréthrotomie externe. Bull. et Mém. Soc. de Chir. Paris, 1886, pag. 775.

ROCHET. — De l'uréthrotomie interne et externe dans la cure des rétré-cissements. Province méd. Lyon, 1887, pag. 168.

PHÉLIP. — Aperçu des résultats fournis par l'uréthrotomie externe. Province méd. Lyon, 1887, pag. 261.

WALKER. — 8 cas d'uréthrotomie externe. Philadelphie, 1887.

ÉTIENNE. — Ruptures de l'urèthre chez l'homme et leur traitement. Ann. des mal. des org. gén. urin. Paris, 1887, 404.

— 112 —

Segond. — De l'uréthrotomie ext. France méd. Paris, 1887, pag. 1391.

Lucas-Championnière. — Rapport sur un mémoire du Dr Loquin intitulé : De la suture des deux bouts de l'urèthre après avivement ou résection, etc. Bull. et Mém. Soc. de Chir. Paris, 1887, pag. 600.

De Paoli. — Contribution à l'étude de la suture immédiate de l'urèthre dans les ruptures traumatiques. Ann. des mal. des org. gén. urin. Paris, 1888, pag. 145.

Chuquet. — Étude sur le cathétérisme rétrograde. Thèse de Paris, n° 256, 1888.

Guyon. — Manuel opératoire de l'uréthrotomie externe. Rev. gén. de Clin., 1er mars 1888.

Poncet. — De la résection de l'urèthre dans certaines formes de rétrécissement (3e Congr. franç. de Chir., 1888).

Guyon. — De la sonde à demeure. Journ. de Médecine de Paris, 1889, pag. 19.

Keyes. — La question de la cure radicale des rétrécissements de l'urèthre. Med. Rec. N.-Y., 1889, pag. 561.

Kirmisson. — Suture primitive et suture secondaire de l'urèthre à la suite de l'uréthrotomie externe. Soc. de Chir. Paris, 1889, pag. 287.

Guyon. — Rétrécissement traumatique de l'urèthre. Mercredi méd. Paris, 1890, pag. 97.

Mauroux. — Essai sur le traitement de quelques rétrécis. de l'urèthre par l'uréthrotomie interne et externe combinée. Th. de Lyon, n° 513.

Cousins (J.-W.). — An adress on the surgical treatment of impassible stricture. British med. Journ. London, 1890, pag. 137.

White. — Notes sur 6 cas de section périnéale. Manuel opératoire. Am. J. N. Sc. Philadelphie, 1891, 28.

Pierre. — Contribution à l'étude des ruptures traumatiques du canal de l'urèthre. Thèse de Bordeaux, n° 43, 1890.

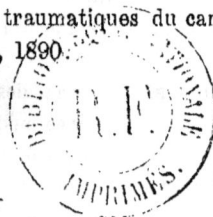

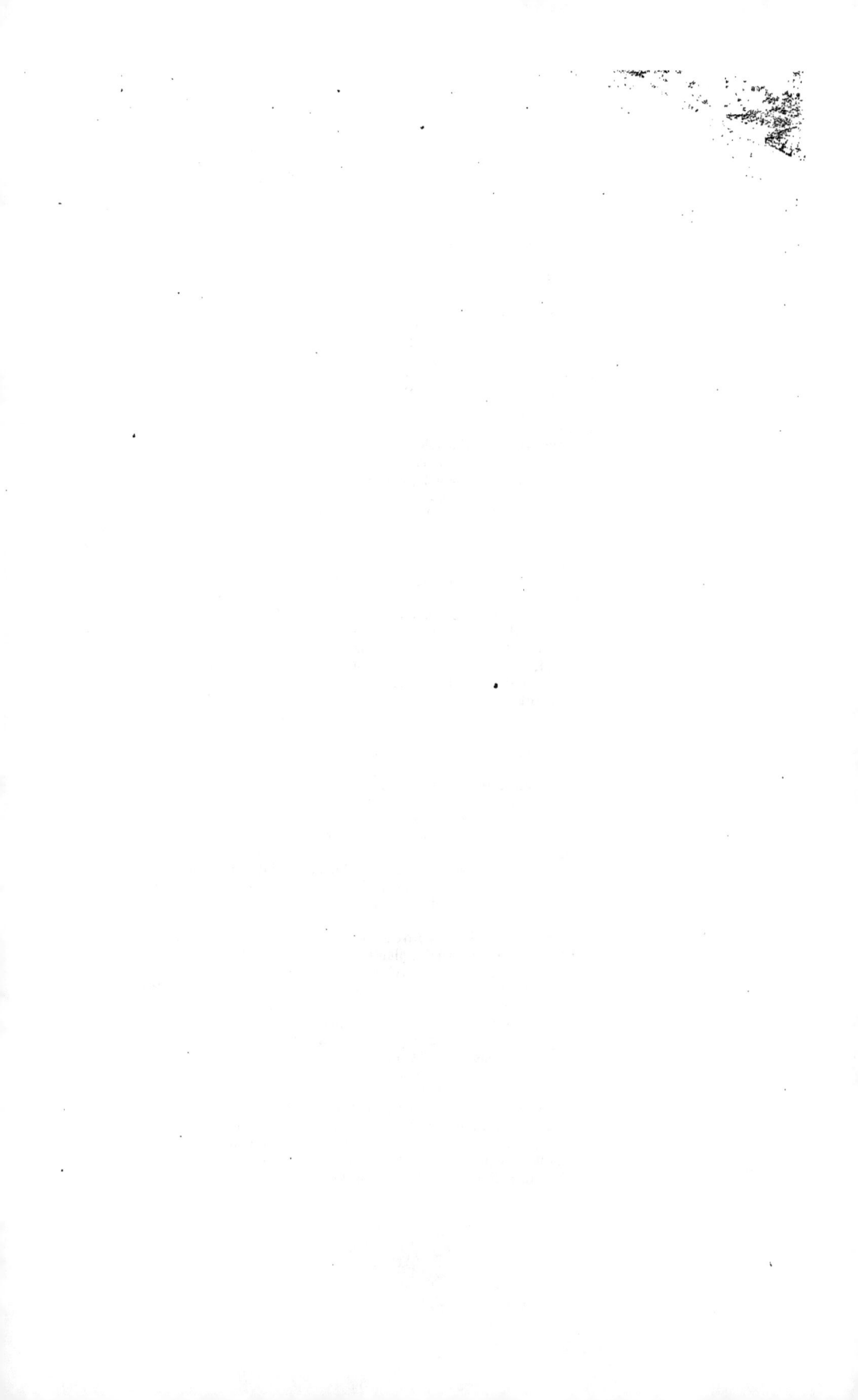

Publications de la Librairie Camille COULET, Éditeur

Abelous (Émile). Recherches sur les microbes de l'estomac à l'état normal et leur action sur les substances alimentaires ; par le Dr Émile ABELOUS. Montpellier, 1889, 1 vol. grand in-8º de 163 pages avec planches. Prix. . . . . 4 fr.

Baumel (L.). Maladies de l'appareil digestif. Leçons faites à la Faculté de Médecine de Montpellier. 2 vol. in-8º avec figures et planches. 17 fr.

— Capsules surrénales et mélanodermie. A propos de deux nouveaux cas de maladie bronzée d'Addison. 1889, Brochure in-8º. . . . . . 2 fr.

Castan (A.). Traité élémentaire des fièvres ; par le Dr A. CASTAN, professeur agrégé à la Faculté de Médecine de Montpellier; 2e édition, revue et augmentée. Montpellier, 1872, 1 vol. in-8º de 416 pages. 7 fr.

Combemale. La descendance des alcooliques. 1 vol. in-8. 1888. 3 fr.50

Courrent. Étude histologique et clinique du sarcome des os. In-8º, avec 2 planches. 1886. Prix. . . . . 4 fr.

Bonnet. Étude histologique et clinique du carcinome stomacal et de ses rapports avec la tuberculose pulmonaire, 2e édition, précédée d'une préface de M. le professeur CASTAN. 1 vol. in-8, avec planch. 1887. 4 fr.

Dubrueil (A.). Leçons de clinique chirurgicale ; par A. DUBRUEIL, professeur à la Faculté de Médecine de Montpellier. 2 vol. in-8º, 1880-1890. Prix. . . . . 12 fr.

NOTA. — Le tome premier ne se vend pas séparément.

Émery. Renaudot et l'introduction de la médication chimique. Étude historique d'après des documents originaux. 1 vol. in-8, 1889. . 3 fr. 50

Garimond (É.). Traité théorique et pratique de l'avortement considéré au point de vue médical, chirurgical et médico-légal, par Émile Garimond, professeur agrégé à la Faculté de Médecine de Montpellier, 1869. 1 vol. in-8º de 476 pages. Prix. . . . . 7 fr. 50

Gombert (V.). Recherches expérimentales sur les microbes des conjonctives à l'état normal (Travail du Laboratoire de Physiologie) ; par le Dr Victor Gombert. Montpellier, 1889. 1 vol. in-8, avec une planche lithographiée. Prix. . . . . 3 fr. 50

Grasset (J.). Leçons de clinique médicale, faites à l'hôpital Saint-Éloi de Montpellier (novembre 1886 à juillet 1890) ; par le Dr J. Grasset, professeur de clinique médicale à la Faculté de Médecine de Montpellier. 1 vol. in 8º Cavalier de 758 pages avec 3 figures dans le texte et 10 planches lithographiées, 1891. Prix. . . . . 12 fr.

Lapeyre (C.). Du processus histologique que développent les lésions aseptiques du foie produites par injections intra-parenchymateuses d'acide phénique, de la régénération hépatique et de son mécanisme ; par le Dr Constant Lapeyre. Montpellier, 1889, 1 vol. in-8, avec 3 planches en chromo. Prix. . . . . 5 fr.

Loret (H.) et **Barrandon** (A.). Flore de Montpellier, comprenant l'analyse descriptive des plantes vasculaires de l'Hérault, leurs propriétés médicinales, les noms vulgaires et les noms patois, et un Vocabulaire des termes de botanique, avec une Carte du département. Montpellier, 1877, 2 vol. in-8 ; prix 6 fr. Franco poste . . . . 7 fr. 25

Masse (E.). De l'Influence de l'attitude des membres sur les articulations au point de vue physiologique, clinique et thérapeutique ; par le Dr E. MASSE, professeur à la Faculté de Médecine de Bordeaux ; troisième édition, revue et augmentée. Montpellier, 1880. 1 vol. in-4º de 226 pag. avec 18 planches et dessins intercalés dans le texte. . . . . 10 fr.

Sabatier. Recueil des Mémoires sur la morphologie des Éléments sexuels et sur la nature de la Sexualité. 1 vol. in-4º, avec planches, 1886. 15 fr.

— Études sur le cœur et la circulation centrale dans la série des Vertébrés ; anatomie et physiologie comparée ; philosophie naturelle. 1 vol in-4 de 476 pages et 16 planches en chromolithographie. 1873. . . . . . . 30 fr.